Comment développer l'autodiscipline dans le sport

Techniques et stratégies

pratiques pour

développer des habitudes

sportives à vie

Par Martin Meadows

1

Inscris-toi à ma newsletter

J'aimerais rester en contact avec toi. Inscris-toi à ma newsletter et reçois mes nouvelles publications, des articles gratuits, des cadeaux et autres e-mails importants de ma part.

Inscris-toi en cliquant sur le lien ci-dessous :

http://www.profoundselfimprovement.com/frnews

Table des matières

Prologue

Imagine qu'il existe une pilule qui améliore ta capacité à résister aux tentations et à persévérer. Ta vie est alors beaucoup agréable car il t'est plus facile d'atteindre tes objectifs. La pilule offre également d'autres avantages comme :

- une diminution significative du stress perçu et de la détresse émotionnelle,

- une réduction de la consommation de tabac, d'alcool et de caféine,

- une alimentation plus saine,

- un meilleur contrôle émotionnel,

- un plus grand respect des engagements et plus d'implication dans les tâches ménagères,

- un meilleur contrôle des dépenses,

- une amélioration des habitudes d'apprentissages.

Elle n'a pas d'effets secondaires et est disponible partout, gratuitement ou à un prix très bas. Combien de pilules aimerais-tu commander tout de suite si elle existait ?

Eh bien, elle existe réellement, mais pas sous forme de pilule. C'est ce qu'on appelle le *sport*. Tous les avantages énumérés ci-dessus proviennent d'une étude australienne réalisée en 2006 sur 24 personnes qui n'avaient pas l'habitude de faire de sport, âgées de 18 à 50 ans et qui ont fait du sport régulièrement sur une période de deux mois (une seule fois par semaine pour le deuxième mois)[1]. Et ce n'est qu'une étude parmi des centaines, voire des milliers explorant les effets positifs du sport.

Il ne fait aucun doute que l'activité physique régulière n'est pas facultative, c'est une nécessité pour ton esprit et ton corps.

La pilule mentionnée auparavant deviendrait instantanément numéro un des ventes mondiales. Malheureusement, le sport ne se vend pas aussi bien. L'enquête de 2014 par la National Health Interview Survey des États-Unis dresse un portrait désastreux ; parmi les adultes Américains âgés de plus de 18 ans, 30,2% sont considérés inactifs par rapport aux recommandations pour l'activité aérobique, et 19,8% d'entre eux sont insuffisamment actifs[2].

De plus, seulement 3,2% répondaient entièrement aux recommandations sur le renforcement musculaire, 28,5% répondaient entièrement aux directives sur l'activité aérobique et seulement 21,4% répondaient entièrement aux recommandations pour l'activité aérobique et le renforcement musculaire.

Selon une étude de 2009[3], le deuxième obstacle le plus commun aux habitudes sportives (après un manque de soutien) est le manque de volonté. C'est là que réside la difficulté dans le marketing sportif ; quelque chose qui nécessite du temps et des efforts, par rapport à une pilule générant des résultats instantanés.

Heureusement, alors que la pilule magique n'existe pas, le sport lui, existe. Il n'est pas si difficile à introduire dans ta vie au point de vouloir attendre que la pilule fasse son apparition. Tout ce dont tu as besoin sont des techniques et stratégies pratiques approuvées pour créer une habitude sportive.

En qualité d'auteur des livres comme *Comment développer l'autodiscipline : Résiste aux tentations et atteins tes objectifs à long terme* et *L'autodiscipline quotidienne : Habitudes et sports quotidiens pour développer l'autodiscipline et atteindre tes objectifs*, l'autodiscipline est mon principal domaine d'expertise.

Je veux t'aider à franchir les barrières les plus communes pour faire du sport une partie de ta vie et développer une habitude permanente, de sorte que tu puisses devenir plus sain, vif, joyeux, et profiter d'autres avantages que l'activité physique régulière.

Dans les pages suivantes, tu apprendras :

- comment être motivé pour faire du sport. Nous approfondirons trois types de motivation différents, deux types de motivation opposés supplémentaires et comment ils peuvent tous t'aider à devenir plus actif. Nous parlerons également des stratégies pratiques pour résoudre la procrastination ;

- comment trouver du temps pour faire du sport, ce qui est une raison fréquente pour laquelle les gens sont inactifs. Tu découvriras ce que tu rates lorsque tu ne fais pas de sport par manque de temps. Tu apprendras également à quel moment faire du sport et de nombreuses façons masquées de consacrer plus de temps au sport ;

- comment rester motivé pour faire du sport. Souvent, il est facile de commencer mais difficile de continuer. Tu apprendras plusieurs manières d'améliorer ta motivation, comment faire une pause sans briser ton habitude sportive, et tu découvriras également comment éviter les blessures, réduire les douleurs et faciliter la récupération de sorte que tu ne pourras pas utiliser la douleur comme excuse ;

- comment apprécier faire du sport. Des conseils sur la façon d'apprécier le sport sont partagés tout au long du livre, mais dans ce chapitre nous nous concentrerons entièrement sur le conseil le plus simple (et le plus efficace) qui transformera ton attitude envers le sport (si tu as toujours eu des problèmes à maintenir une habitude sportive régulière, il est possible que tu sois victime d'une mauvaise approche, souvent transmise dans les salles de sport) ;

- comment gérer d'autres problèmes liés au sport, comme gérer les autres, tes attentes liées à l'activité physique, l'inconfort, l'autocritique et la gêne quand on va dans une salle de sport pour la première fois ou en essayant un nouveau sport.

Si tu n'as pas fait de sport depuis longtemps, il est possible que tu penses que ce n'est pas pour toi ou que tu n'es pas assez fort, mentalement ou physiquement, pour profiter des connaissances de ce livre.

Heureusement, cette croyance est fausse et il existe des moyens simples, mais pas toujours faciles, de corriger cette attitude. Lorsqu'ils sont rassemblés et mis en pratique, les six chapitres de ce livre soutenus par plus de 80 références à des études scientifiques et des experts crédibles, t'aideront à former une nouvelle habitude et à faire l'un des changements les plus importants de ta vie.

Commençons le voyage maintenant pour apprendre comment y parvenir.

Chapitre 1 : Comment être motivé pour faire du sport

Si tu es comme la plupart des gens et que tu as du mal à te motiver pour faire du sport, savoir que l'activité physique est bonne pour toi ne t'aide en rien. Tu as besoin de quelque chose de plus pour t'inspirer, sortir du canapé et bouger ton corps, mais tu ne sais pas quoi.

Parmi tous les défis liés à la création d'une habitude sportive régulière, commencer est probablement la chose la plus difficile. Pour cette raison, ce chapitre t'expliquera exactement comment surmonter la paresse ou la réticence pour commencer à t'entraîner.

Nous commencerons par couvrir trois types de motivation différents et comment ils peuvent t'aider à commencer à faire du sport. En plus d'en discuter, nous parlerons des motivations de type push et pull (tirer et pousser) et de la façon dont la plupart des gens choisissent le mauvais « P » et abandonnent lorsqu'ils rencontrent des obstacles.

Ensuite, nous approfondirons l'une des idées les plus puissantes pour te motiver à faire du sport et continuer. Avec cette astuce simple, mais un peu désagréable, tu seras motivé pour t'entrainer intensément.

Dernier point, mais non des moindres, nous aborderons la question de la procrastination et la manière d'arrêter définitivement de remettre le sport à plus tard. Il est difficile de commencer à faire du sport si tu as l'habitude de tout reporter. Tu apprendras à faire de l'entrainement sportif un comportement automatisé afin que tu n'aies pas à tirer sur ta volonté chaque fois que tu as besoin d'être actif.

Sans plus attendre, commençons par discuter de trois types de motivation : extrinsèque, intrinsèque et prosociale.

Motivation extrinsèque

La motivation extrinsèque est un type commun de motivation, mais ne fonctionne généralement pas aussi bien que les gens le souhaiteraient. Cela concerne la motivation provenant du résultat que tu veux atteindre[4]. Elle est axée sur l'événement, sur la récompense finale.

La concurrence est un exemple de motivation extrinsèque. Tu ne concours pas pour la performance sportive (en jouant au tennis, par exemple), mais pour gagner la compétition et recevoir une médaille.

La motivation extrinsèque peut être une récompense ou une punition externes. Dans l'exemple le plus classique, un étudiant obtient une bonne note pour avoir réussi un examen et une mauvaise note quand il échoue.

Lorsqu'elle est appliquée au sport, la motivation extrinsèque axée sur la récompense peut prendre les formes suivantes :

- ton poids (un nombre sur la balance peut être étonnamment gratifiant) ;

- ton tour de taille ;

- ton statut (se vanter, incitant l'envie) ;

- attirer l'attention des autres (une personne qui perd du poids pour attirer un partenaire sexuel potentiel) ;

- le facteur « tendance » (tu veux participer à quelque chose à la mode, comme le yoga).

La motivation extrinsèque axée sur la punition peut prendre les formes suivantes :

- éviter les maladies liées à l'obésité et / ou à un mode de vie sédentaire ;

- éviter la douloureuse honte d'être obèse ;

- céder à la pression d'un membre de la famille, d'un ami ou d'un collègue ;

- perdre une opportunité d'emploi ;

- être redevable (par exemple, un pari de 500 euros pour perdre X kilos).

Pour la plupart des gens, la motivation extrinsèque est la principale source de motivation pour se mettre au sport. Ils veulent soit être beaux nus, éviter la douleur d'être « cette » personne, soit ils veulent impressionner les autres (disons lors de retrouvailles avec de vieux amis).

Un bon exemple de motivation extrinsèque est la responsabilité (j'en parle plus tard). Elle peut faire des merveilles pour introduire une habitude sportive régulière quand elle est conçue de la bonne façon.

D'autres façons de te motiver extrinsèquement, comme l'obtention du statut ou l'évitement de maladies, sont moins efficaces. Dans le premier cas, pour faire quelque chose pour obtenir un statut, le premier obstacle rencontré fera très probablement disparaître ta motivation. Dans le second cas, éviter les maladies, il est généralement trop difficile de continuer à visualiser les risques potentiels de ne pas faire de sport à moins d'avoir reçu un avertissement sérieux de la part de ton médecin. Malheureusement, la motivation extrinsèque ne dure que tant que la récompense est présente ou que la menace de la punition est réelle. Le moment où tu atteins ton poids idéal est généralement le moment où tu perds la motivation pour continuer à t'entrainer, car tu as atteint ton objectif.

De plus, les recherches montrent que la motivation extrinsèque est généralement une mauvaise source d'inspiration.

Une étude de 2005 sur les motivations extrinsèques et intrinsèques montre que la motivation extrinsèque a conduit à une performance professionnelle plus faible que la motivation intrinsèque[5].

Une autre analyse réalisée en 2012 auprès de plus de 200 000 employés du secteur public américain a montré que l'utilisation de l'argent comme motivation était moins efficace que celle d'une passion ou d'un défi[6]. Dans cette analyse, la motivation intrinsèque était trois fois plus efficace que la motivation extrinsèque.

Alternativement, dans le domaine de la perte de poids, une étude de 2012 sur des incitations financières dans le but de perdre du poids a montré que les petites incitations financières (5 euros par pourcentage de perte de poids initial) n'augmentent pas la motivation, alors que la motivation autonome (faire quelque chose de ta propre volonté pour t'améliorer) a toujours été associée à de plus grandes pertes de poids[7].

Cela signifie-t-il que la motivation extrinsèque est inutile ? Pas nécessairement. Elle ne fonctionne pas seule, mais elle peut être utilisée en plus de la motivation intrinsèque et / ou prosociale.

Si tu veux utiliser la motivation extrinsèque pour t'inspirer, il est préférable de te concentrer sur les choses qui te tiennent à cœur. Si tu es obsédé par les voitures de sport et que tu t'es promis d'acheter une nouvelle Porsche une fois que tu auras perdu 15 kilos, ce type de motivation extrinsèque sera plus fort que d'acheter une nouvelle voiture juste parce que tu penses que tu impressionneras quelqu'un avec. Quand bien même, tu devrais utiliser ce type de motivation comme un facteur de motivation supplémentaire et non pas unique.

Motivation intrinsèque

Si dans la motivation extrinsèque il ne s'agit que de facteurs externes que tu ne peux pas contrôler, dans la motivation intrinsèque il ne s'agit que de ce qui est en toi. Il s'agit du désir de relever de nouveaux défis, de t'améliorer, d'acquérir plus de connaissances ou d'évaluer tes compétences[8].

La motivation intrinsèque dure longtemps et ne disparaitra probablement pas lorsque tu affronteras des défis de taille. Elle est aussi auto-suffisante, ce qui signifie qu'il n'y a rien en dehors de toi-même qui l'affecte.

Certains des facteurs de motivation intrinsèques les plus courants sont :

- le désir de t'améliorer (par exemple, apprendre une nouvelle compétence, se sentir plus fort) ;

- le plaisir de l'action (par exemple, l'euphorie dans une course ou au tennis) ;

- le défi ou l'évaluation de tes capacités (par exemple, faire un parcours d'escalade difficile) ;

- l'expression de soi et la créativité (par exemple, dessiner, créer de la musique).

Il est facile de trouver des facteurs de motivation extrinsèques (être plus beau, gagner plus d'argent, atteindre un statut), tandis que la motivation intrinsèque est moins tangible et plus difficile à décrire et à quantifier.

Cependant, c'est comme la différence entre se sentir confiant dans une voiture de luxe et se sentir confiant en croyant en soi. Une voiture de luxe peut t'aider à te sentir plus confiant, mais c'est un facteur externe qui peut t'être enlevé, te retirant par conséquent tous les avantages, comme une meilleure confiance en soi.

Si tu veux maximiser tes chances de former une habitude sportive régulière, il est nécessaire d'avoir au moins une source de motivation intrinsèque puissante.

La façon la plus simple d'obtenir cette motivation est de trouver une activité physique que tu aimes faire. La plupart des gens qui ont des problèmes à faire du sport se forcent à aller à la salle de sport ou à suivre des cours de fitness qu'ils détestent. Ce qu'ils font est le contraire de la motivation intrinsèque.

Pour introduire une habitude d'activité physique régulière il faut commencer par trouver des activités que tu aimes et que tu pratiquerais même si elles ne te donnaient pas de récompenses externes, comme un physique plus avantageux.

Pour renforcer davantage ta motivation intrinsèque, pense à choisir une activité physique qui t'apprendra une nouvelle compétence stimulante. Cela combinera ton plaisir de l'activité avec le désir de t'améliorer et de te mettre au défi, menant à un mélange puissant de motivations intrinsèques.

Par exemple, mon choix de sport est l'escalade. Ce type d'activité physique n'est pas seulement agréable (ce qui est suffisant pour alimenter ma motivation pour un entrainement régulier), mais il m'a aussi forcé à apprendre une nouvelle façon de bouger mon corps, en exprimant mon propre style. Je me mets au défi constamment en essayant des parcours de plus en plus difficiles.

C'est à la fois un défi physique et mental qui est parfait pour une motivation durable. Les avantages supplémentaires, qui sont une amélioration du physique et une augmentation de la force, ne sont que des bonus, pas les buts finaux.

Pense maintenant à un entrainement régulier de 60 minutes avec des sports que tu détestes, et dis-moi s'il y a ne serait-ce qu'un minimum de motivation intrinsèque à y trouver. Bien que l'escalade ne soit pas ton choix, essaye de trouver quelque chose que tu peux apprécier autant ou davantage.

En 1997, des chercheurs de l'Université de Rochester et de l'Université du Sud de l'Utah ont mené une étude sur la motivation intrinsèque et l'observance du sport[9]. Un groupe de personnes a participé à des cours de Tae Kwon Do tandis que l'autre groupe a suivi des cours d'aérobic.

Le premier groupe a mieux adhéré à sa routine de fitness que le deuxième. Il s'est avéré que les participants se concentraient sur le plaisir, la compétence et l'interaction sociale, tous les trois étant des motivations intrinsèques communes au sport.

Comme les scientifiques l'ont noté, « malgré le fait que les gens citent principalement des raisons extrinsèques pour s'exercer, la motivation intrinsèque reste un facteur critique dans l'activité physique soutenue. »

Les implications de l'étude sont claires et soutiennent les conseils précédemment partagés. Selon les scientifiques, « puisque le plaisir de la session prédit la participation et l'adhésion, rendre le sport ou les activités physiques plus intrinsèquement motivants (c'est-à-dire divertissants, personnellement stimulants) pourrait être une voie viable pour améliorer la persévérance. »

Motivation prosociale

La motivation prosociale est le dernier type de motivation et est généralement laissé de côté lorsque les gens discutent les types de motivation.

Le Professeur Adam Grant, auteur bestseller de *Give and Take : A Revolutionary Approach to Success*[10], décrit ce type de motivation comme « un désir de profiter aux autres personnes et groupes »[11]. Ni la motivation extrinsèque ni la motivation intrinsèque ne comprennent pleinement l'idée de faire quelque chose par désir d'aider les autres, de sorte que la motivation prosociale est une troisième forme de motivation.

Parmi tous les types de motivation, la motivation prosociale est généralement la plus forte. Peux-tu imaginer quelqu'un qui se sacrifie pour en faire profiter aux autres ou parce qu'il veut s'exprimer ? Que dirais-tu d'une mère qui sacrifie sa vie pour ses enfants ?

La motivation prosociale peut prendre les formes suivantes :

- aider quelqu'un à améliorer sa situation (un mari prend soin de sa santé pour pouvoir suivre sa femme active et participer à ses activités préférées) ;

- aider quelqu'un à éviter la douleur ou la souffrance (un grand-père qui fait du sport pour réduire le risque d'AVC afin que ses petits-enfants ne souffrent pas de sa mort prématurée) ;

- faire quelque chose pour soutenir une certaine cause (courir un marathon pour collecter de l'argent afin de soutenir un hôpital).

Bien qu'il ne soit pas nécessaire d'avoir une motivation prosociale pour introduire une habitude sportive régulière, la motivation prosociale seule peut être suffisante pour adhérer à tes habitudes à vie.

Un fumeur assidu peut arrêter de fumer du jour au lendemain, sans autre motivation, quand sa fille lui dit qu'elle veut qu'il soit là et non pas dans une tombe pour la conduire à l'autel.

Bien que ce soit pour d'autres personnes, remarque que dans ce type de motivation il ne s'agit pas d'une pression, mais du désir sincère d'aider quelqu'un et non d'éviter la pression des pairs. Un mari qui essaye d'arrêter de fumer parce que sa femme le harcèle tous les jours ne profite pas d'une motivation prosociale. Un mari qui veut arrêter de fumer parce qu'il aime sa femme et veut passer le plus de temps possible avec elle, oui.

Lorsque tu essayes d'introduire plus d'activité physique dans ta vie, réfléchis à qui d'autre ce changement dans ta vie pourrait profiter. Garde cette personne à l'esprit lorsque tu es tenté d'abandonner ou de céder à la paresse. C'est un puissant facteur de motivation lorsque tu te soucies de quelqu'un ou de quelque chose (une certaine cause) à un point tel que c'est plus important à tes yeux que toi-même.

Push et Pull

La motivation peut également être décomposée en motivation Push et en motivation Pull.

La motivation Push, c'est se pousser à atteindre un certain objectif, alors que la motivation Pull, c'est être tiré par quelque chose que l'on désire tellement qu'on ne peut que continuer à travailler sur ses objectifs, quoi qu'il arrive[12].

En ce sens, la motivation Push dépend de ta volonté ; sa force dépend uniquement de ta volonté à atteindre l'objectif. Dans le cas de la motivation Pull, la volonté n'entre même pas en ligne de compte ; tu es tellement tiré par la chose que tu désires que tu ne pourras pas t'arrêter tant que tu ne l'auras pas obtenue.

Il m'a fallu environ six ans et le lancement de diverses entreprises pour développer un sens des affaires et enfin démarrer une entreprise rentable (puis une autre, et une autre, et une autre). Ce qui m'a motivé, ce n'était pas de pousser, c'était la traction pure, le désir de devenir un entrepreneur à part entière, éprouvé par la bataille. Peu importe les obstacles et autres problèmes associés aux montagnes russes de l'entrepreneur, je n'ai jamais envisagé de laisser tomber l'entrepreneuriat ; pas même une seule fois.

Comment peux-tu développer une motivation Pull aussi puissante pour le sport ? C'est la question à laquelle je ne peux pas répondre à ta place ; c'est quelque chose qui est propre à ta situation et à ta personnalité. Dans mon cas, l'attrait de l'entrepreneuriat me tire depuis que je suis enfant. C'est un exemple clair de motivation Pull.

Plus tard dans ma vie, j'ai vécu la même chose quand j'ai été initié à l'escalade en salle. Je n'avais pas à me « pousser » à devenir meilleur et à aller à la salle de sport trois ou quatre fois par semaine ; l'activité m'avait attiré tout de suite, comme une obsession.

Qu'est-ce qui t'a toujours attiré dans le sport, mais que tu n'as jamais vraiment considéré dans ta vie ? Est-ce la beauté du tango argentin ? Les mouvements harmonieux et contrôlés d'un grimpeur ? La puissante bataille mentale d'un marathonien et le sentiment imbattable de réussite subséquent ?

Pense aux choses qui t'attirent et aux types d'activités physiques qui peuvent t'y mener. Ne te pousse pas à devenir une personne physiquement active ; laisse l'activité physique te tirer grâce à ce qu'elle représente, au style de vie auquel elle est associée ou au concept qui la sous-tend (comme apprendre à libérer ta sexualité quand tu danses ou que tu regardes vers l'intérieur lors de la pratique du yoga).

S'il te plaît, note que la distinction push / pull est légèrement différente de la motivation extrinsèque et intrinsèque ; ce n'est pas nécessairement quelque chose que tu fais parce que tu l'apprécies, mais un objectif qui est si attrayant que tu ne peux pas t'empêcher de le faire.

Sois responsable dès le départ

Être redevable est l'une des formes les plus puissantes de la motivation extrinsèque. Bien que la motivation intrinsèque te conduise toujours plus loin et avec moins de problèmes, la renforcer en étant redevable est une excellente idée pour rendre l'auto-changement encore plus facile, en particulier si tu as une vie sédentaire depuis longtemps.

La façon la plus simple d'être responsable dès le départ est de fixer des enjeux financiers. Il existe des sites qui peuvent t'aider à respecter tes résolutions tels que www.stickK.com. Tu peux aussi simplement donner un chèque ou de l'argent à ton ami et le laisser le dépenser ou l'envoyer à un organisme de bienfaisance ou à une organisation que tu ne soutiens pas (donc il y a une plus grande incitation à ne pas échouer) si tu ne tiens pas ta parole.

Sois précis sur ce que tu veux accomplir et sur le délai fixé. L'idée ne fonctionne que s'il n'y a aucune possibilité de renégocier le contrat ; soit tu atteins l'objectif, soit tu perds l'argent. La douleur de perdre une fois renforcera ta résolution la prochaine fois que tu seras tenté d'abandonner à nouveau.

Une autre façon de devenir responsable dès le départ est de commencer à faire du sport avec un ami.

Une étude menée par Brandon C. Irwin à la Michigan State University et ses collègues a montré que faire du sport avec un partenaire améliore les performances sur les sports aérobiques en raison de l'effet Köhler, un phénomène qui se produit quand une personne travaille plus dur en tant que membre d'un groupe que lorsqu'elle travaille seule[13].

Cependant, lorsque tu choisis de faire du sport avec un partenaire qui te ressemble en termes d'activité physique, vous risquez de vous permettre mutuellement de ne pas aller vous entraîner.

Pour cette raison, trouve un partenaire sportif plus exigeant, idéalement quelqu'un avec une routine sportive déjà développée qui te poussera à faire du sport. Une étude de 2012 suggère que travailler avec un partenaire légèrement meilleur que soi rend les individus plus persistants[14]. Donc pour de meilleurs résultats, trouve quelqu'un de légèrement plus athlétique pour t'aider à adhérer à ta nouvelle habitude.

Comment gérer et vaincre la procrastination

Remettre à plus tard l'activité physique est typique chez les personnes qui n'ont pas l'habitude de faire de sport.

Il y a trois raisons communes à la procrastination :

1. Tu n'es pas impatient de faire du sport parce que tu ne l'aimes pas.

Parmi les trois raisons les plus courantes de remettre à plus tard un entrainement, celle-ci est la plus facile à résoudre. Tout comme certaines personnes trouvent des dizaines d'autres tâches quand elles sont censées étudier pour un examen ennuyeux, d'autres trouvent quelque chose d'autre à faire quand elles sont censées faire du sport.

C'est un bon exemple d'un manque de motivation intrinsèque (ne pas obtenir le plaisir pur du sport). Si tu as récemment commencé à pratiquer un nouveau sport, mais que tu es rarement motivé pour aller le pratiquer, il est probable que ce ne soit pas le bon type d'activité physique pour toi.

Le bon type de sport devrait te tirer et idéalement, t'obséder dès le départ. Si tu t'entraînes l'après-midi ou le soir, cela ne devrait pas être quelque chose qui pend au-dessus de ta tête comme une autre tâche à faire sur la liste des corvées. Ce devrait être quelque chose que tu attends avec impatience et que tu voudrais faire plus tôt.

Dans un sens, la procrastination peut être un outil utile pour t'aider à déterminer ce qui fonctionne pour toi et ce qui ne fonctionne pas. Si tu procrastines toujours pour étudier, peut-être que tu étudies les mauvaises choses. Si tu procrastines toujours pour écrire des essais et que tu les remplaces, disons par de la programmation, c'est peut-être ton subconscient qui te dit que ta force réside dans la programmation et que la rédaction d'essais est une distraction.

Tu ne résoudras pas le problème de la procrastination si tu ne trouves pas le type de sport qui te *convient*. Comme mentionné précédemment, l'idée d'apprécier le sport est l'un des concepts les plus importants pour introduire une habitude régulière d'activité physique. Nous en parlerons plus en détail dans un chapitre ultérieur. C'est là que tu apprendras à battre la procrastination, si c'est pour cette raison.

2. Le sport n'est pas automatique pour toi.

Même si tu sais que le sport est bon pour toi et que tu te sentiras bien pendant et après un entrainement, il se peut que tu le remettes quand même à plus tard.

C'est généralement parce que ce n'est pas un comportement automatisé pour toi, et par conséquent, tu as besoin de volonté pour commencer. Puisque ton niveau de volonté varie, il est facile de remettre à plus tard même les sports que tu aimes.

Le problème sous-jacent ici n'est pas l'activité en soi, mais de te préparer à la faire ; t'habiller en conséquence, conduire jusqu'à la salle ou charger ta playlist pour un footing.

La solution est simple ; tu dois rendre le sport aussi automatique que de te brosser les dents ou de prendre une douche lors de ta routine matinale. Peu importe tes niveaux de volonté, tu n'as pas de difficultés avec ces choses parce qu'elles font partie de ta routine automatisée, n'est-ce pas ?

Selon Charles Duhigg, l'auteur de *The Power of Habit: Why We Do What We Do in Life and Business*[15], une habitude consiste en trois éléments : le signal (déclencheur), l'action, et la récompense.

James Clear, écrivain et chercheur sur la psychologie comportementale, la formation des habitudes et l'amélioration des performances, appelle cela les 3 R de la formation des habitudes : rappel (signal ou déclencheur), routine (action) et récompense[16].

Dans le cas du sport, le signal serait de voir tes chaussures de course près du lit le matin, l'action serait de les mettre et sortir pour un jogging, et la récompense serait un plein d'endorphines. Lorsqu'il est correctement configuré, c'est un mécanisme auto-renforçant qui rend l'habitude de plus en plus automatisée jusqu'à ce qu'elle devienne aussi naturelle que de se brosser les dents le matin.

Il faut une pratique constante pour développer une habitude, mais une fois que cela fait partie de ta routine quotidienne, tu ne souffres plus des problèmes liés à la procrastination. Choisis un signal qui sera toujours le même et que tu suivras toujours avec une action spécifique qui sera renforcée avec une récompense précise.

Quelques bons signaux à considérer :

- une heure spécifique dans une journée spécifique. Par exemple, je vais nager le mardi ou le jeudi à 7 heures du matin. Après avoir suivi une telle routine pendant plusieurs semaines ou plusieurs mois, tu ne peux que la faire par habitude.

- un rappel sur ton téléphone (idéalement avec un son ou une chanson distincts). J'avais l'habitude de mettre une chanson spécifique et de faire des pompes en l'écoutant. À ce jour, la chanson me rappelle encore les pompes.

- un comportement existant. Par exemple, si tu médites le matin, cela peut servir de signal pour t'entrainer juste après avoir terminé ta séance.

En démarrant une nouvelle habitude sportive, commence doucement. Tu n'as pas besoin de commencer par t'habituer à courir 60 minutes par jour. Même courir 5 minutes dans le quartier suffit à rendre un nouveau comportement automatique. En fait, il est préférable de commencer aussi doucement que possible, afin qu'il y ait très peu (voire pas du tout) de résistance. Comme le dit Leo Babauta, blogueur chez ZenHabits.net, « Rends-le si facile que tu ne puisses pas dire non »[17].

Ce qui est important n'est pas l'action en soi, mais de construire l'habitude auto-renforçante. Si tu as déjà l'habitude de faire du sport une minute par jour, il sera beaucoup plus facile de passer à 2, 5 ou 10 minutes que de passer immédiatement à une nouvelle habitude de faire du sport pendant 10 minutes.

Enfin, n'oublie pas une vraie récompense. Une collation grasse après le sport n'est pas une bonne idée, car il ne t'aidera pas à atteindre ton objectif ultime d'améliorer ta santé.

Heureusement, si tu choisis le bon type de sport pour toi, le sentiment de plaisir sera la seule récompense dont tu auras besoin. Alternativement, récompense-toi avec un repas sain, une sieste, un massage, une soirée entre amis, tout ce qui te fait te sentir bien tout en ne gâchant pas ta progression sportive.

3. Tu es habitué à un mode de vie sédentaire.

Si tu as vécu une vie sédentaire pendant un très long temps, ne t'attends pas à devenir un pro du sport en une semaine. Commence aussi doucement que possible et travaille à éliminer la résistance au sport.

Des choix simples pour bouger un peu plus dans la journée (prendre les escaliers au lieu de l'ascenseur, ne pas conduire si on peut y aller à pied en 5 à 10 minutes) peuvent réactiver ta volonté de devenir plus actif. Ne planifie pas ces « sports ». Remplace simplement tes comportements existants par des changements moins pratiques, mais néanmoins gérables, pour introduire plus d'activité physique dans ta vie.

Ne t'attends pas à ne ressentir aucune résistance au sport si cela fait des mois ou des années que tu n'as pas fait d'activité physique, tout comme tu ne devrais pas t'attendre à faire 10 pull-up d'une traite si tu n'en as jamais fait un seul de ta vie.

Commence lentement et laisse la résistance fondre un tout petit peu chaque jour jusqu'à ce que tu n'aies plus de difficulté à introduire une habitude sportive délibérée. Si tu précipites les choses, tu ne fais qu'augmenter le risque d'une blessure ou d'une douleur et donc une mauvaise association ultérieure avec le sport.

COMMENT ÊTRE MOTIVÉ POUR FAIRE DU SPORT : RÉCAPITULATIF

1. La motivation extrinsèque est axée sur les récompenses et les punitions. Elle peut prendre la forme d'un poids spécifique ou d'un tour de taille, attirer un partenaire sexuel, éviter les maladies, éviter la pression des autres ou même un pari financier.

Pour la plupart des gens, la motivation extrinsèque n'est pas suffisante pour aider à introduire une habitude sportive régulière. Cependant, cela peut être un bonus à un ensemble de motivations intrinsèques et / ou prosociales solides.

2. La motivation intrinsèque est centrée sur ce qui est en toi. En ce sens, elle est auto-suffisante puisque rien ne la contrôle sauf toi. La motivation intrinsèque peut prendre la forme du désir de s'améliorer, de s'amuser ou de se mettre au défi. Cela peut aussi être une auto-analyse ou une auto-expression.

La motivation intrinsèque est le principal carburant que tu peux utiliser pour introduire une habitude sportive. Commence par choisir une activité que tu aimes vraiment et que tu ferais même si elle n'était pas associée à d'autres récompenses comme un physique plus attirant, plus de statut, etc.

3. La motivation prosociale est axée sur le désir d'aider les autres. Tu veux faire quelque chose pour améliorer la vie de quelqu'un d'autre, aider quelqu'un d'autre à éviter la douleur ou soutenir une cause en laquelle tu crois. C'est généralement la source de motivation la plus forte et la plus durable qui t'alimentera, peu importe les circonstances.

Pour trouver tes propres facteurs de motivation prosociaux, pense à des personnes proches de toi qui bénéficieraient de ton changement (par exemple, tes enfants feront plus d'activité physique avec toi en t'accompagnant et deviendront ainsi des adultes actifs et en bonne santé). Pense à ton « pourquoi » chaque fois que tu es tenté d'abandonner. S'il ne s'agit plus de toi, mais principalement de quelqu'un d'autre, il est plus facile de t'en tenir à tes nouvelles résolutions.

4. Tu peux te pousser vers un but spécifique ou le laisser te tirer. La motivation Push est généralement plus faible parce qu'elle dépend de ta volonté, et le moment où elle s'épuise, ta motivation disparaît

également. La motivation Pull est mieux parce qu'au lieu d'exercer ta volonté pour atteindre un but, tu laisses l'objectif te tirer vers lui.

En sport, tu peux tirer parti de la motivation en découvrant un type d'activité physique qui représente quelque chose qui t'attire. Il peut s'agir d'un certain processus, du concept qui le sous-tend ou d'un mode de vie associé à celui-ci.

5. La responsabilité est un exemple d'un type de motivation extrinsèque très efficace. Bien qu'elle ne soit pas entièrement nécessaire pour t'aider à atteindre tes objectifs, c'est un bonus précieux pour les personnes ayant une faible détermination. Deux types de responsabilité que tu peux introduire dans ta vie sont l'établissement d'enjeux financiers et d'avoir un partenaire sportif.

Dans le premier cas, la peur de perdre de l'argent t'empêchera d'abandonner. Dans le second cas, ton partenaire (idéalement quelqu'un meilleur que toi) sera ton sergent instructeur, te poussant à continuer et à te demander des comptes.

6. La procrastination est habituellement causée en choisissant le mauvais type de sport, en n'ayant pas un comportement automatisé, ou en étant tellement habitué à la paresse que toutes les tentatives de changement provoquent une résistance accablante. Pour résoudre ces problèmes, assure-toi d'être impatient de faire du sport, de développer une habitude et de réduire progressivement la résistance en introduisant de minuscules changements dans ta routine quotidienne.

Chapitre 2 : Comment trouver le temps de faire du sport

Tu aimerais commencer à faire du sport, mais tu n'as pas assez de temps pour cela. En fait, tu as du mal à accomplir d'autres tâches importantes, sans parler d'ajouter une autre activité régulière à ton emploi du temps.

Si seulement tu avais plus de temps, tu pourrais introduire plus d'activité physique dans ta vie. Mais est-ce vraiment la question sous-jacente ou existe-t-il des moyens de trouver du temps pour t'entrainer régulièrement ? C'est ce que nous allons couvrir dans ce chapitre.

Nous commencerons par une idée extrêmement importante qui devrait te rester à l'esprit chaque fois que tu te dis : « je n'ai pas le temps de faire du sport ».

Nous discuterons des meilleurs moments de la journée pour faire du sport et de la différence entre les sports rapides et ceux qui demandent beaucoup de temps (et comment les incorporer à ton emploi du temps chargé).

Enfin, je te donnerai quelques conseils spécifiques sur la façon de consacrer plus de temps au sport, même si tu es extrêmement occupé et que tu ne peux même pas y consacrer 15 minutes par jour.

La première étape : Prioriser la santé

Le sport peut prendre beaucoup de temps, et pour les gens occupés, il peut être extrêmement difficile d'introduire même 15 minutes de sport par jour. Cependant, c'est regarder les choses d'un point de vue à court terme.

Chaque fois que tu dis que tu n'as pas le temps de faire du sport, tu exprimes que ta santé est moins précieuse que toutes les choses que tu as à faire. Cependant, si on te questionnait sur tes valeurs, tu ne dirais pas que le travail est ta première priorité, n'est-ce pas ? La plupart des gens placent la santé au sommet de leurs valeurs fondamentales. Pourtant, leurs routines quotidiennes ne le reflètent pas.

Comme on dit, si tu ne prends pas le temps pour la santé, tu devras prendre le temps pour la maladie. Cela est 100 % vrai. De nombreuses études montrent qu'un manque d'activité est une cause majeure de maladie.

Par exemple, un article de 2012 dit que « le corps décline rapidement quand l'activité physique est insuffisante et que, si cela continue, cela entraîne des diminutions substantielles du total et de la qualité des années de vie. Dans l'ensemble, il existe des preuves concluantes que l'inactivité physique est une cause importante de la plupart des maladies chroniques. De plus, l'activité physique prévient ou retarde principalement les maladies chroniques, ce qui implique que les maladies chroniques ne sont pas nécessairement un résultat inévitable durant la vie »[18].

Un autre article de 2012 sur les effets de l'inactivité physique et sur les principales maladies non transmissibles dans le monde a estimé que l'inactivité physique cause 6% des maladies coronariennes, 7% de diabètes de type 2, 10% de cancers du sein, et 10% du cancer du côlon. En général, l'inactivité provoque 9% de mortalité prématurée[19].

Ces chiffres sont très conservateurs, car les données sur les niveaux d'activité physique sont auto-déclarées, et les gens surestiment notoirement la quantité de sport qu'ils font de la même manière qu'ils sous-déclarent leur consommation de nourriture.

Une étude réalisée en 2015 auprès de plus de 334 000 hommes et femmes européens a montré que deux fois plus de décès pouvaient être attribués à un manque d'activité physique qu'au nombre de décès liés à l'obésité[20]. Les auteurs de l'étude ont partagé un fait surprenant : faire un sport équivalent à une marche rapide de 20 minutes chaque jour (brûlant entre 90 et 110 calories) amènerait une personne physiquement inactive à être « modérément inactive », ce qui réduirait son risque de décès prématuré de 16 à 30%.

Je pourrais citer la recherche scientifique sur les dangers de l'inactivité physique toute la journée, mais je pense que j'ai déjà confirmé mes avancements ; tu ne peux pas te permettre de ne *pas* faire de sport, et le manque de temps n'est pas une excuse.

Disons que tu gagnes deux heures et demie par semaine (la quantité d'activité physique hebdomadaire recommandée par le Department of Health and Human Services [21]) en ne faisant pas de sport. C'est environ 22 minutes par jour, ou 130 heures par an.

Cela paraît énorme ?

Maintenant, pense au temps qu'il te faudrait pour récupérer si tu tombais malade à cause d'un manque d'activité physique. Même un simple rhume peut entraîner quelques jours de baisse de productivité ainsi que de l'argent dépensé en soins. Et nous ne parlons même pas des maladies chroniques qui coûtent des centaines d'euros et d'heures gaspillés lors des visites chez le médecin, des bilans réguliers, du temps passé à chercher comment se sentir mieux, etc.

Si tu gardes ces calculs dans ton esprit et que tu t'en souviens chaque fois que tu dis « Je n'ai pas le temps de faire de sport », tu réaliseras que tu es perdant en économisant 22 minutes par jour pour perdre potentiellement plus de temps plus tard parce que tu es en mauvaise santé.

De plus, nous n'avons toujours pas pris en compte d'autres mauvais côtés de l'inactivité physique tels que :

- une plus faible capacité à gérer le stress, l'anxiété et / ou la dépression (le sport peut atténuer les symptômes chez les patients cliniquement déprimés[22], réduire la sensibilité à l'anxiété[23] et traiter la dépression et l'anxiété[24])

- une diminution de la perception de ton charme (le sport améliore l'estime de soi chez les femmes[25], et est encore plus efficace lorsqu'il est fait à l'extérieur[26])

- Une baisse d'intelligence (le sport améliore la fonction cognitive chez les jeunes adultes masculins[27] et prévient le déclin cognitif qui commence après 45 ans[28])

- une baisse de productivité (le sport augmente la productivité[29] et l'énergie[30])

- une moins bonne créativité (le sport améliore la créativité[31])

- un moins bon sommeil (le sport améliore le sommeil[32])

Pourtant tu préférerais économiser 22 minutes par jour que d'améliorer énormément ta qualité de vie et faire plus en moins de temps ? En outre, cette liste n'est qu'une petite sélection de tous les avantages offerts par l'activité physique.

Si je te disais qu'investir 25 minutes par jour dans le sport te donnerait une heure supplémentaire de productivité chaque jour, manquerais-tu encore du temps pour faire du sport ? Si je te vendais 60 euros pour 25 euros, me dirais-tu que tu n'as pas l'argent ?

Quand devrais-tu t'entrainer ?

La plupart des personnes ayant un horaire de travail régulier choisissent de s'entrainer soit le matin, soit en fin d'après-midi ou en soirée. Il y a des avantages et des inconvénients à chacune de ces périodes, alors considère les conseils que je vais partager ci-dessous comme une ligne directrice générale à intégrer à ton emploi du temps quotidien.

S'entrainer le matin

Avantages :

Le principal avantage de s'entraîner le matin est que tu as beaucoup d'énergie. Il est plus tentant de renoncer à faire du sport dans l'après-midi ou le soir lorsque tu es fatigué après une journée de travail.

De plus, si tu t'entraînes le matin, tu auras terminé le sport pour la journée ; tu n'auras plus besoin d'y penser.

Cela ne compromet pas non plus ta vie sociale (peu de gens se donnent rendez-vous à sept heures du matin) et te donne quelque chose dont tu peux être fier juste après ton réveil, ce qui te donne le sentiment agréable d'être productif.

Dans le cas d'un entrainement en salle de sport, un avantage supplémentaire est que celle-ci est vide ou qu'il y a très peu de personnes. La vision d'une salle bondée en fin d'après-midi n'est pas motivante, n'est-ce pas ?

L'activité physique le matin, avec l'estomac vide, est également bénéfique pour la perte de poids. Comme l'a montré une étude britannique de 2013, les personnes peuvent brûler jusqu'à 20% de graisse corporelle supplémentaire en faisant du sport le matin à jeun[33].

Inconvénients :

Le matin, notre temps est généralement limité, et si tu veux pratiquer un sport qui ne peut être fait qu'à un endroit spécifique (par exemple, grimper dans un centre d'escalade), il est possible qu'il ne soit pas encore ouvert. Pour cette raison, le matin est plus favorable pour un sport qui ne demande pas beaucoup de temps et qui peut être fait à la maison, autour de chez toi ou dans un endroit qui est ouvert très tôt (comme une salle de sport).

Dans certains cas, les séances d'entrainement du matin peuvent également poser un plus grand défi à ta volonté que celles de l'après-midi. Il peut être épouvantable de se lever tôt le matin, de se rendre compte qu'il fait zéro dehors et de quitter son lit chaud pour faire du sport.

Enfin, les matins ne sont pas propices aux sports d'équipe. Ceux-ci sont généralement effectués en fin d'après-midi ou en soirée, et tu n'as pas à convaincre toute ton équipe de s'entrainer à six heures du matin.

Suggestions :

Les activités physiques qui fonctionnent bien le matin sont :

- le jogging ou la marche rapide (y compris la marche nordique). Tu n'as pas besoin de le faire dans un endroit spécifique (bien que le faire dans une forêt ou dans un parc soit plus agréable que de courir en ville) et c'est une bonne façon de commencer ta journée. Même une séance de 20 à 30 minutes suffit pour te donner de l'énergie pour la journée à venir et répondre aux besoins en activité physique de ton corps ;

- tout type de sport fait à la maison, avec des machines ou des poids libres. Si tu as un vélo d'appartement, en faire pendant 20 à 30 minutes peut faire décoller ta journée. Si tu as une salle de sport à la maison (ou dans ton garage ou au sous-sol), alors ce devrait être ton premier choix pour faire du sport le matin. Une séance d'haltérophilie efficace ne devrait pas durer plus de 45 minutes, et c'est parfait pour donner à ton corps une bonne dose d'activité physique ;

- le yoga, le pilates, le tai-chi et d'autres sports similaires sont également parfaits pour le sport matinal. Ils sont non seulement un bon moyen de bouger ton corps, mais aussi d'entrer dans un état quasi-méditatif qui te calmera et te préparera pour la journée à venir ;

- le cyclisme. Une petite balade à vélo le matin avant que la circulation ne soit trop dense (s'il n'y a pas de parc ou d'espace vert près de chez toi) peut être une expérience vivifiante et relaxante ;

- les sports d'étirement (y compris le rouleau de massage). Si tu n'as pas beaucoup de temps, essaye au moins de faire quelques étirements de base. J'utilise habituellement un rouleau de massage le matin pour réduire la tension dans mes muscles ;

- la natation. De nombreuses piscines sont ouvertes tôt le matin. Si tu souffres de mal de dos, comme beaucoup de gens aujourd'hui, tu devrais nager régulièrement. Une étude japonaise de 1996 sur la nage et le mal de dos a montré que plus de 90% des patients avaient l'impression de s'être améliorés après 6 mois de participation à un programme de natation[34].

Une revue systématique finlandaise de 2009 a également confirmé que la natation peut être potentiellement bénéfique pour les patients souffrant de lombalgie chronique ainsi que pour les lombalgies liées à la grossesse[35].

Ce ne sont là que quelques suggestions, et il y a beaucoup plus de sports qui peuvent fonctionner le matin. Par exemple, si tu joues au tennis et qu'il y a un court de tennis près de chez toi (ou si tu as un partenaire qui se réveille tôt), cela peut être une routine matinale agréable pour stimuler la circulation sanguine et améliorer tes compétences.

De plus, si tu n'as pas besoin d'aller travailler le matin, tu as beaucoup plus d'options à ta disponibilité, surtout si tu as un partenaire de fitness, un ami ou un conjoint qui n'a pas non plus besoin d'aller travailler le matin.

S'entraîner l'après-midi ou le soir

Avantages :

Le plus grand avantage de s'entraîner dans l'après-midi est que tant que tu as fait toutes les autres choses prévues pour la journée, tu es libre de pratiquer un certain sport sans limites de temps strictes. Cela te permet de pratiquer des sports plus longs, des sports d'équipe ou des activités physiques de nature plus sociale.

Tandis que techniquement tu peux grimper un mur d'escalade le matin (si ta salle est ouverte assez tôt), une grande partie du plaisir de ce sport vient du fait qu'il se pratique avec d'autres personnes.

La même chose s'applique à d'autres sports que tu fais habituellement avec d'autres personnes comme toutes sortes de sports extrêmes (skateboard, surf, kitesurf, etc.), ainsi que tous les sports d'équipe (tu peux pratiquer la plupart d'entre eux seul, mais pas les jouer seul), les arts martiaux, le golf et d'autres activités sociales comme la danse.

Inconvénients :

Le plus grand inconvénient de l'activité physique dans l'après-midi ou le soir est que les gens ont généralement moins d'énergie après 17 heures, surtout après 8 heures de travail.

Si tu ne peux pas faire de sport le matin, et que l'après-midi ou le soir sont tes seules options, assure-toi que tu es impatient d'aller pratiquer le sport que tu as choisi. Un bon test pour savoir si une certaine activité est pour toi est de savoir si tu y penses pendant la journée ; as-tu envie d'y aller en courant ou à reculons ?

Dans le passé, j'ai été obligé de pratiquer le judo le soir dans le cadre de mon programme d'études au collège. Je redoutais d'y aller chaque jour parce que je n'aimais pas cela. Je me considère comme une personne autodisciplinée (je n'écrirais pas de livres sur l'autodiscipline autrement, n'est-ce pas ?), mais même pour moi, c'est difficile de faire du sport l'après-midi ou le soir.

Un autre inconvénient du sport l'après-midi ou le soir est que de nombreux lieux où l'on pratique le sport sont trop fréquentés. Cela peut entraîner une expérience frustrante qui te découragera de faire du sport.

La natation fait partie de mon emploi du temps hebdomadaire, mais je n'en fais jamais l'après-midi parce que je n'aime pas nager dans une piscine bondée. C'est beaucoup plus calme tôt le matin quand je peux être le seul dans un couloir.

En réfléchissant aux types de sports à pratiquer l'après-midi ou le soir, n'oublie pas cet aspect. Parfois, pour faire ton entrainement, il est préférable d'attendre la fin de la soirée que d'y aller l'après-midi, d'être en colère contre la foule et de faire un entrainement peu optimal, ce qui est fréquent dans un centre de fitness pendant les heures de pointe.

Suggestions :

La plupart des sports que je te recommande de faire le matin peuvent aussi se faire l'après-midi ou le soir, surtout si tu veux faire plus de volume (une longue balade à vélo de 90 minutes l'après-midi comparée à une petite balade de 20 minutes le matin).

Cependant, si tu as un après-midi ou une soirée moins chargée, tu peux consacrer plus de 20 à 30 minutes à pratiquer un sport plus actif, ce qui te permettra d'obtenir une plus grande dose de sport en une seule séance.

Avoir le meilleur des deux mondes

Si tes journées ont tendance à être remplies l'après-midi, le sport du matin (au moins 20 à 30 minutes) devrait être une partie incontournable de ta routine quotidienne en considérant le sport de l'après-midi comme une option supplémentaire pour obtenir plus de temps pour t'entrainer, si tu peux te le permettre.

Si tu fais 20 minutes de sport chaque matin et que tu ajoutes une séance de deux heures lors d'un vendredi moins chargé ou deux séances d'une heure le samedi et le dimanche, tu auras fait assez de sport chaque semaine pour profiter de ses nombreux avantages.

Je suis un grand fan de l'assignation de jours spécifiques pour certains sports. Si tu le peux, choisis des jours précis dans la semaine (et idéalement des heures précises) pour pratiquer des sports spécifiques. Planifie-les dans ton agenda et ne laisse rien interférer avec tes plans. Comprends bien qu'il ne s'agit pas d'être égoïste ; c'est exactement le contraire. En faisant du sport, tu deviens une meilleure personne qui peut mieux servir les autres.

Je vais à la salle de sport tous les lundis, mercredis et vendredis matins. Ma routine ne change jamais. Des années à suivre une telle routine ont fait qu'aller là-bas n'est pas seulement une option ; c'est quelque chose que je dois faire, sinon il me manque quelque chose. Si tu définis également des jours spécifiques pour le sport et le pratique fidèlement, dans quelques mois, tu éprouveras la même chose.

Si tu ne peux vraiment pas trouver du temps pour faire du sport dans la semaine, dégages-en pendant tes week-ends. Les samedis et dimanches sont parfaits pour pratiquer des activités physiques qui ne sont pas nécessairement des sports. Par exemple, envisager une excursion d'une journée en pleine nature à proximité de chez toi.

La randonnée pédestre est une activité physique non sportive qui peut être très exigeante mais extrêmement gratifiante et qui procure une expérience de liaison puissante lorsqu'elle est faite en famille ou entre amis.

Même si tu ne peux pas te permettre de pratiquer un sport régulièrement pour diverses raisons, il est possible de faire des randonnées pédestres ou même des promenades d'une heure les samedis et dimanches, et de passer d'inactif à une personne qui fait le minimum d'activité physique recommandé.

Sports rapides vs sports chronophages

Il existe d'innombrables programmes d'entrainement pour les gens occupés : Entrainements de 7 minutes, entrainements de 5 minutes, entrainements de 3 minutes, etc. Bien que ces plans rapides servent un but si tu les suis, considère-les comme une façon de t'assurer que *certains* sports seront effectués pendant la journée, et non *tous*.

Un sport ou une autre activité physique que tu pratiques régulièrement et que tu peux faire pendant des heures sans regarder l'heure est ce qui t'aidera à développer une habitude sportive permanente. Les sports rapides produisent rarement (voire jamais) un sentiment d'excitation. As-tu déjà été impatient de faire une séance de fentes ou de sauts ?

20 minutes de soulevé de poids corporel tous les matins, c'est génial. Cela suffit pour bien commencer ta journée et te sentir productif. Cependant, ajoute seulement une ou deux séances de 60 à 90 minutes de sports que tu apprécies davantage (par exemple, nager, jouer au tennis ou faire du vélo), te conduis d'une catégorie moins saine à une autre plus saine (par exemple, passer de légèrement actif à modérément actif).

Pour cette raison, je te recommande fortement de ne pas te contenter d'un programme d'entrainement générique pour que tu puisses maintenir ton niveau de forme physique. Trouve quelque chose qui te stimulera, et qui non seulement te fera maintenir ton activité physique actuelle, mais qui t'inspirera aussi à dépasser tes objectifs sportifs.

Comment dédier plus de temps au sport

Si tu manques de temps, voici quelques-uns des conseils les plus efficaces que tu peux utiliser pour consacrer plus de temps au sport. Il ne s'agit pas de trouver plus de temps parce que nous comptions tous le même nombre d'heures dans la journée ; il s'agit d'utiliser ton temps de façon plus judicieuse, et c'est ce dont il est question dans les conseils ci-dessous.

Délègue les tâches récurrentes

Il y a certaines tâches quotidiennes ou hebdomadaires qui prennent beaucoup de temps que tu pourrais consacrer au sport. Bien qu'embaucher une personne pour effectuer toutes ces tâches soit probablement trop coûteux pour beaucoup de gens, embaucher quelqu'un deux ou trois heures par semaine pour nettoyer ta maison ne devrait pas poser de problème dans le budget mensuel.

Considère cela comme un investissement dans ta santé. Si tu peux libérer deux ou trois heures par semaine pour faire du sport, tu réduiras le risque de nombreuses maladies évitables et coûteuses. Le nettoyage hebdomadaire ne coûte rien par rapport aux frais médicaux (sans compter que si tu dois être en arrêt maladie, tu perdras en salaire).

Tu peux trouver de l'aide avec des applications qui te permettent de trouver des personnes disponibles près de chez toi, ou sur des sites avec des petites annonces. Tu peux également rechercher une société de services de nettoyage.

Ce conseil est encore plus important pour les entrepreneurs et les indépendants qui travaillent à la maison et passent du temps à faire des tâches à faible rendement qui pourraient être faites par d'autres, leur permettant ainsi de passer plus de temps sur des activités à haut rendement.

Si tu as du mal à externaliser certaines de tes tâches quotidiennes ou hebdomadaires, calcule ton taux horaire et considère combien le nettoyage te coûte par semaine en termes de perte de revenus. Si tu n'es pas disposé à travailler pour moins de 20 euros de l'heure, mais que tu passes 2 heures par semaine à faire le nettoyage (ce qui coûterait 20 euros si tu embauchais une aide-ménagère), tu perds 20 euros par semaine.

Remplace les habitudes quotidiennes

Supposons que tu n'aies absolument pas le temps de faire du sport à cause de ton emploi du temps actuel. Tu as trop de choses à faire, et il est impossible de se débarrasser de ces tâches. Ok, très bien. Alors, pourquoi pas ne pas revoir comment tu effectues certaines habitudes quotidiennes ?

Il y a la bonne vieille solution d'aller au travail en vélo. Je ne suis pas un fervent défenseur de cette idée (simplement parce que je comprends à quel point certaines villes peuvent être désagréables à vélo et qu'il est horrible de faire du vélo pendant l'hiver), mais cela peut être une option à envisager au printemps et en été. Souvent, tu peux aller au travail plus rapidement à vélo qu'en voiture en évitant les embouteillages.

L'un des courts de tennis où je vais est à environ 20 minutes de mon appartement en voiture. Lorsqu'une fois j'y suis allé en vélo pendant les heures de pointe, il m'a fallu peut-être cinq minutes de plus et j'ai eu 50 minutes supplémentaires de sport tout en dépensant seulement 10 minutes de plus que si j'y étais allé en voiture.

Une autre idée est de te promener lorsque tu as besoin de passer un long appel téléphonique. Tu vas de toute façon passer ce temps au téléphone, alors pourquoi ne pas faire une promenade si tu n'as pas besoin de quelque chose de spécifique (documents, ordinateur, etc.) à ta portée ?

Crée une salle de sport à domicile ou réduis le nombre de trajets

Si tu n'as pas le temps d'aller à la salle de sport, créez-en une dans ta maison, ton garage ou ton sous-sol. J'en ai une dans mon sous-sol. Si je ne l'avais pas, je serais obligé de passer 30 minutes de plus à conduire à une salle de sport, ce qui ajouterait jusqu'à 90 minutes par semaine de temps perdu.

L'achat d'équipement de base sera probablement plus coûteux qu'un abonnement mensuel en salle, mais tu récupéreras rapidement ton investissement en économisant du temps et de l'argent en n'ayant plus à payer pour la salle et les déplacements. C'est aussi plus facile pour ta volonté si tu as une salle dédiée dans une pièce voisine et non dans un immeuble à plusieurs kilomètres.

Si tu ne peux pas créer une salle de sport à la maison, amène ton sac de sport (ou toute autre chose dont tu as besoin pour pratiquer le sport de ton choix) dans ta voiture afin de ne pas avoir à faire un trajet supplémentaire après le travail.

Mon ami a souvent un Aérobie (un anneau volant) dans le coffre de sa voiture l'été. Si nous nous voyons, nous pouvons le prendre et nous le jeter l'un à l'autre, ce qui nous permet de bavarder tout en faisant du sport.

Va à des rendez-vous actifs

Qui a dit que tu dois toujours voir tes amis pour un café ou dans au restaurant ? Sois plus créatif. Emmène ton rendez-vous ou ton ami ailleurs, où vous pourrez tous les deux faire du sport et vous amuser. Considère :

- une randonnée avec un ami. C'est mieux les week-ends, et c'est un excellent moyen de faire du sport et de recharger tes batteries.

- de l'escalade en salle avec un(e) petit(e) ami(e). Démarque-toi en l'emmenant dans un endroit plus excitant qu'un restaurant ou un cinéma.

- un week-end en kayak avec ton/ta partenaire. Explore le monde sous un angle différent et fais monter l'adrénaline.

- achète un Aerobie ou un Frisbee. C'est une façon amusante de passer un après-midi de week-end avec un groupe, des amis ou ta famille.

- Fais une balade. Si tu vas rendre visite à un ami et que vous allez discuter, pourquoi ne pas parler en marchant autour d'un lac, dans un parc ou sur un sentier forestier ?

- Fais du vélo. C'est l'une des principales façons dont je fais du sport au printemps et en été avec un de mes amis. Pendant les mois les plus froids, nous remplaçons cela par des promenades.

Procure-toi un podomètre

La plupart des nouveaux smartphones peuvent être transformés en podomètre avec une application gratuite. Une fois que tu sais combien de pas tu fais chaque jour, tu peux en faire un jeu, sans nécessairement passer beaucoup plus de temps dessus (par exemple, tu choisiras des escaliers au lieu de l'ascenseur pour faire plus de pas).

Une règle de base est de faire 10 000 pas par jour. Souviens-toi que tu ne fais pas de pas seulement lorsque tu fais du sport mais également quand tu fais tes tâches quotidiennes ou simplement quand tu te promènes dans la maison.

Si tu es intéressé par les chiffres et les données, considère acheter un appareil plus approprié. Plus tu peux faire du sport un jeu, plus il sera facile de commencer et de continuer à le faire ; sans nécessairement y passer plus de temps dans la journée.

Fais du sport en micro-quantité

Si tu es extrêmement occupé, tu peux toujours faire quelques minutes de sport par jour. Par exemple, installe une barre de traction dans ta maison et fais un pull-up (ou exécute simplement la phase négative du mouvement en baissant ton corps) chaque fois que tu passes devant. Cela va constituer au moins quelques répétitions par jour, et c'est *un sport* que tu n'aurais pas fait dans d'autres circonstances.

Une autre idée est de prendre des micro pauses (1 à 2 minutes) toutes les 30 à 60 minutes ou plus pour faire 10 squats ou quelques pompes, ou simplement marcher dans le bureau ou ta maison.

Encore une fois, ce type d'exercice ne devrait pas devenir ta principale façon de faire de l'activité physique, mais c'est toujours utile si tu ne peux pas te permettre de passer plus de temps à faire du sport chaque jour.

COMMENT TROUVER LE TEMPS DE FAIRE DU SPORT : RÉCAPITULATIF

1. Le sport fournit pléthore d'avantages pour la santé et protège contre une multitude de maladies et de troubles de la santé. Passer seulement 25 minutes par jour à faire du sport (le minimum recommandé d'activité physique) augmentera ta productivité et te protégera contre les dizaines d'heures perdues en raison de ton état de santé ou de ton état sous-optimal.

L'activité physique, ce n'est pas la question de savoir si tu as le temps, mais si tu peux reconnaître la valeur de cet investissement. Grâce à l'amélioration de l'énergie, de la concentration, de la créativité et de l'humeur, 25 minutes par jour peuvent donner lieu à une heure supplémentaire (voire plus) de temps productif.

2. T'entraîner le matin devrait faire partie de ta routine quotidienne ; même si c'est seulement 15 minutes d'étirement ou 20 minutes de vélo. Les gens qui sont toujours occupés courent le risque de ne pas pouvoir prendre du temps pour faire de sport l'après-midi ou le soir. C'est plus facile de te réveiller 20

minutes plus tôt et de faire tes exercices que de forcer sur ta volonté ou de modifier ton emploi du temps pour faire du sport à la fin de la journée.

3. Alors que le matin est meilleur pour les sports rapides que tu n'auras pas forcément envie de faire, des entrainements divertissants devraient être réservés pour l'après-midi ou le soir.

Si tu es impatient de faire une séance à la fin de la journée, tu n'auras pas besoin d'utiliser ta volonté pour faire du sport. En plus de cela, tu le considéreras comme quelque chose qui te fais du bien, que tu as hâte de faire. Cette envie en fera rapidement une habitude permanente et incassable.

4. N'oublie pas les week-ends. Si tu n'as absolument aucune possibilité de trouver du temps pour faire du sport au cours de la semaine, tu n'as aucune excuse pour ne pas trouver une à deux heures pour en faire chaque samedi et dimanche. Il n'est pas nécessaire que ce soit un sport spécifique ; même une simple mais longue promenade ou une randonnée t'aidera à bouger et à profiter des bienfaits pour la santé associés à l'activité physique.

5. Tu peux utiliser ton temps plus judicieusement pour consacrer plus de temps au sport. Les principales façons de faire cela sont de déléguer certaines tâches (comme le nettoyage), remplacer les habitudes quotidiennes (faire les mêmes choses, mais de façon plus active, comme choisir ton vélo au lieu de ta voiture), installer une salle de sport à la maison ou amener tes affaires de sport avec toi, avoir des rendez-vous et des rencontres actifs avec des amis (au lieu de simplement aller dans un café), utiliser un podomètre qui transformera les activités quotidiennes en un jeu amusant et faire des sports en micro-quantité comme 5 pompes par heure.

Chapitre 3 : Comment rester motivé pour faire du sport

Tu as commencé à faire du sport ou tu t'entraines déjà depuis un certain temps, mais tu aurais besoin d'aide pour conserver ta motivation.

Dans ce chapitre, tu apprendras comment faire du sport une partie de ton style de vie et continuer d'attendre l'entrainement avec impatience, même des mois ou des années après que tu as introduit cette habitude dans ta vie.

Alors que des hauts et des bas se produisent avec chaque habitude, tu peux toi aussi établir une habitude fiable et durable qui ne disparaîtra plus jamais ; tout comme se brosser les dents ou se coiffer les cheveux.

Fixe des objectifs

Que tu aies commencé à t'entrainer depuis quelques semaines, quelques mois ou quelques années, un ensemble d'objectifs est toujours utile.

Tes objectifs doivent être SMART (Spécifiques, Mesurables, Atteignables, Réalistes et limités dans le Temps). Par exemple, si tu es novice dans la course à pieds, ton objectif peut être de courir un kilomètre sans problème après trois mois d'entrainement.

Si tu viens de commencer la natation, fixe-toi un objectif de nager 10 longueurs d'affilée quand tu arrives à la dixième séance. Si tu fais de l'escalade, ton objectif peut être de terminer cinq parcours plus difficiles en salle d'ici la fin du mois prochain. Si tu as commencé à jouer au tennis, cela peut être servir trois balles d'affilée correctement.

Ces objectifs sont des moyens simples d'introduire une structure et un système de suivi de tes efforts afin que tu puisses réellement voir tes progrès, ce qui est l'une des choses les plus importantes qui te motiveront à continuer.

Tes objectifs ne doivent pas nécessairement être liés au sport lui-même. Ils peuvent également être liés à ton apparence (avoir le ventre plat vers la fin de l'année) ou à un sentiment général de bien-être (ne plus se sentir fatigué toute la journée après six mois d'entrainement consécutifs).

Quand j'ai commencé à nager régulièrement pour la première fois de ma vie (avant, je me rendais à la piscine une fois toutes les quelques semaines ou quelques mois, donc je n'étais pas un bon nageur), je me suis donné l'objectif de nager 5 longueurs d'affilée en utilisant un style de nage, puis 5 tours en en utilisant un autre. Lors de la séance suivante, je suis passé à 6 longueurs. J'ai progressivement ajouté plus de tours jusqu'à ce que je puisse nager pendant une heure entière sans m'arrêter.

Le sentiment d'accomplissement m'a aidé à continuer de nager pendant la période la plus difficile de l'entrainement, c'est-à-dire au début, lorsque c'était dur de passer une heure entière à nager sans faire de pause.

Déterminer des objectifs faciles et la possibilité de voir des progrès rapides sont ce qui rend certains sports plus excitants que d'autres. En escalade en salle, le nombre de parcours différents et les compétences complètement différentes nécessaires pour les maîtriser sont ce qui te motive à continuer à t'entraîner.

J'ai récemment terminé un parcours que j'essayais de finir pendant presque chaque séance au cours des trois dernières semaines. Le sentiment d'exaltation quand je l'ai terminé m'a rendu encore plus accro à l'escalade et m'a motivé à me fixer de nouveaux objectifs avec des parcours de plus en plus difficiles.

Si tu débutes dans un sport en particulier, apprends quels sont les objectifs réalisables dans un laps de temps relativement court (disons un mois environ) et concentre-toi sur leur réalisation. Des progrès rapides lorsque tu es débutant s'avèrent extrêmement utile quand tu essayes de développer une habitude d'activité physique régulière.

Préserve son originalité et son stimulant

Si tu pratiques un certain sport depuis longtemps, celui-ci peut devenir lassant.

Certains sports sont plus faciles que d'autres pour y trouver de nouveaux souffles. En escalade, il y a toujours un nouvel environnement pour tester tes compétences, de nouveaux parcours à maîtriser, des prises ou des points d'appui qui nécessitent plus de pratique. Cela peut prendre des années avant que tu n'expérimentes l'épuisement.

Dans certaines activités, tu pourrais avoir besoin de plus de créativité pour trouver des façons de rendre tes entrainements amusants et stimulants à nouveau. En plus d'établir des objectifs à long terme « réguliers », ajoute des objectifs qui peuvent rapidement mener à des améliorations visibles.

Au tennis, tu peux te fixer l'objectif d'améliorer ton coup droit, mais s'il est déjà génial, alors les améliorations seront probablement trop petites pour être remarquées rapidement (et donc, pas très motivantes). Alors que pratiquer ton coup droit pour le rendre encore meilleur devrait continuer de faire partie de ta routine, fixer un objectif supplémentaire lié à une compétence différente, par exemple, le smash, va injecter un peu plus de plaisir dans tes séances.

Dans le jogging, pense à passer du jogging régulier aux sprints ou sprints en côte. Change complètement ton itinéraire. Commence à faire du jogging avec quelqu'un d'autre. Change ta playlist (ou passe de la musique aux podcasts). Travaille à améliorer ta vitesse et pas seulement l'endurance.

En cyclisme, assure-toi de varier tes itinéraires ; montées, descentes, itinéraires plus longs, plus courts, et ainsi de suite. Si tu fais constamment le même trajet à vélo, les choses deviendront rapidement ennuyeuses.

Lorsque tu pratiques ton sport, concentre-toi sur quelque chose d'excitant pour introduire de la nouveauté dans tes entrainements.

Par exemple, quand je fais de l'escalade, j'essaie non seulement des parcours complètement différents nécessitant des compétences que j'utilise rarement, mais parfois je me donne un « thème » spécifique pour la journée ; par exemple, équilibre ou jeu de jambes. Avec seulement quelques thèmes (journée jeu de jambes, journée équilibre, journée doigts, journée murs en surplomb, ou journée endurance avec plus de traversée), il est facile de rendre chacun de tes entrainements unique et plus intéressant.

N'oublie pas le côté « stimulant ». Quand tu es débutant, tout est stimulant, donc tout est motivant. Ton premier service correct au tennis, ton premier mur escaladé, ton premier kilomètre de jogging, tout est nouveau.

Pourtant, quand tu as déjà quelques compétences, il y a la tentation de s'en tenir à ce qui est facile et de ne plus avoir ce que les bouddhistes Zen appellent « l'esprit du débutant » ou *shoshin*. Dans son livre *Zen Mind, Beginner's Mind*, Shunryu Suzuki, enseignant zen, écrit : « Dans l'esprit du débutant, il y a beaucoup de possibilités, dans l'esprit de l'expert, il y en a peu »[36].

Pratique avec un esprit ouvert et prêt à tirer le meilleur parti des nouvelles opportunités d'amélioration. Une attitude d'empressement et d'ouverture gardera l'ennui hors de tes entrainements tout en garantissant le développement et le divertissement.

Commence une chaîne

Un humoriste inconnu en tournée réalisa que pour s'améliorer dans sa vocation, il devait écrire de nouvelles blagues quotidiennement. Il forma une habitude en mettant un gros X rouge dans son calendrier chaque jour où il réussissait à écrire une nouvelle blague.

Après plusieurs jours, il remarqua une courte chaîne de X se formant dans son calendrier. Aussi bête que cela puisse paraître, il ne voulait pas que sa chaîne se brise, alors il continua d'écrire de nouvelles blagues et à marquer les jours dans son calendrier. Quelques semaines plus tard, sa nouvelle routine était établie.

Aujourd'hui, Jerry Seinfeld est l'un des humoristes américains les plus célèbres. Sa technique[37] peut aussi t'aider à rester motivé pour faire du sport.

Si on ne le fait pas une journée, cela devient facile de ne pas le faire le jour suivant. Puis le jour suivant et le prochain, et l'habitude disparaît. Essaye la technique de Seinfeld et fixe-toi un objectif pour développer une longue chaîne dans ton calendrier (recherche « ne pas briser la chaîne » ou « calendrier chaîne » ou « habitude en série » pour des applications utiles dans ton téléphone si tu n'utilises pas un vrai calendrier).

Parfois, de simples rappels sont suffisants pour continuer, et tu n'as qu'à continuer pendant plusieurs mois tout au plus pour construire une habitude permanente qui ne disparaîtra pas s'il t'arrive de l'oublier une fois.

Trouve une alternative pour les jours de paresse

Les jours de paresse, à ne pas être d'humeur à t'entraîner, peuvent arriver particulièrement dans les premiers mois d'établissement de tes nouvelles habitudes.

Si tu n'as pas envie d'aller à la salle, de mettre tes chaussures de course ou préparer ton équipement de natation, fais un autre type de sport à faible résistance que tu peux faire à la place de ton activité principale.

Beaucoup de gens ont la mentalité « tout ou rien » avec le sport. Cependant, il ne s'agit pas d'un événement, mais du processus. Un peu de sport, c'est mieux que rien.

Si tu ne peux pas te rendre à la salle de sport, certains sports de poids corporel à la maison sont toujours mieux que ne rien faire du tout. Ils préservent ta chaîne et soutiennent le processus d'établissement de ta nouvelle habitude.

Si tu sautes entièrement ton entrainement et que tu ne fais pas un autre type de sport, tu peux créer un précédent, et ce sera plus facile de ne pas faire de sport la prochaine fois que tu te sentiras paresseux.

La vie n'est pas toujours facile. Certains jours, même si tu as hâte de faire ta séance de sport, tu n'auras pas envie de la faire. Briser la résistance et pour faire ta séance renforcera ton habitude et te rendra plus tenace.

Comme le dit Rocky Balboa dans *Rocky Balboa*, « Toi, moi, ou personne ne frappera aussi fort que la vie. Mais il ne s'agit pas de la force avec laquelle tu frappes. Il s'agit de savoir à quel point tu te fais frapper et continues à aller de l'avant. Combien tu peux endurer et continuer à avancer. C'est comme ça qu'on obtient la victoire. »

Dans un monde idéal, tu briserais toujours la résistance. Dans le monde réel, si tu ne peux pas rassembler suffisamment de force pour agir malgré la paresse, mieux vaut faire quelque chose que rien du tout.

Tu peux remplacer le fait d'aller à la salle avec quelques sports de poids corporel à la maison. Tu peux nager pendant 15 minutes dans un lac à proximité au lieu d'aller pendant une heure entière à la piscine. Tu peux faire un jogging rapide de 20 minutes autour du pâté de maisons au lieu de ton itinéraire habituel de 90 minutes, ou même faire quelques exercices à la maison (par exemple, avec une corde à sauter).

Ce conseil s'applique également aux jours où tu sens que tu manques de force ou d'énergie, pas nécessairement par paresse. S'exercer à 75%, 50% ou

25% d'intensité ou de volume, c'est toujours mieux que ne pas s'entrainer du tout.

Parfois, quand je vais nager, je sens que mon énergie n'est pas à 100%. Au lieu de quitter la piscine et de rentrer à la maison, soit je fais moins de longueurs et je fais des pauses plus longues puis je passe à un style de natation moins exigeant pendant quelques longueurs, soit j'essaie autre chose (par exemple, plonger).

Ne deviens pas victime de la mentalité « tout ou rien ». C'est bien de faire quelque chose de plus facile les jours où tu as envie de ne rien faire. Fais juste l'effort de faire *quelque chose*.

Tiens un registre

Un article de 2011 sur la perte de poids et l'engagement avec un régime alimentaire et des sports basés sur un registre internet, a montré que les personnes qui utilisaient les outils d'auto-surveillance étaient souvent plus susceptibles de perdre du poids que celles qui ne les utilisaient pas aussi fréquemment[38].

Je tiens un registre d'entrainement pour mes séances d'haltérophilie et note les poids levés à chaque séance. Il est facile de suivre mes progrès, et il est bon de voir de petites améliorations dans chaque cycle d'entrainement.

J'utilise une simple feuille de calcul Excel pour mon propre registre d'entrainement, mais il y a un grand choix d'applications que tu peux télécharger sur ton téléphone pour tenir les registres de tes séances d'entrainement.

Les applications de fitness les plus populaires pour les joggeurs ou les personnes qui marchent beaucoup non seulement fonctionnent comme un podomètre, mais conservent également les détails de chaque séance comme la distance parcourue, la vitesse, les calories brûlées et ainsi de suite.

D'autres applications facilitent le suivi et l'augmentation des poids levés au cours de chaque séance pour une intensité optimale ou te rendent simplement plus responsable en te permettant de marquer chaque jour que tu as fait une séance d'entrainement.

Récompense-toi

De petites récompenses à la fin de chaque entrainement peuvent augmenter ta motivation les jours où tu n'as pas envie de t'entraîner.

Parfois, quand je vais nager, je ne me sens pas motivé pour compléter mon nombre habituel de longueurs. Cependant, quand je me dis que je vais sauter dans un jacuzzi pendant quelques minutes après avoir fini mon entrainement, ça va mieux car je sais qu'il y a quelque chose de sympa qui m'attend à la fin de la séance.

Je n'ai pas du tout besoin de motivation pour faire de l'escalade, mais quand je suis à la salle d'escalade, la vision d'un bon repas une fois de retour à la maison, fatigué après une dure séance, peut me donner de l'énergie supplémentaire pour grimper.

S'il y a un sauna dans ta salle de sport, promets-toi une séance de détente là-bas une fois que tu auras terminé ton entrainement régulier. Si tu pars courir, dis-toi que tu pourras passer la soirée à regarder ta série télévisée préférée sans culpabiliser. Si tu avais des courbatures après ta séance d'entrainement précédente et que tu n'as plus envie de faire de sport, dis-toi que tu t'offriras un massage, mais seulement si tu termines ton entrainement pour la journée.

Idéalement, trouve des récompenses saines, ou au moins des récompenses qui ne te créeront pas de problèmes. Aller courir une heure pour ensuite manger une énorme part de gâteau n'est pas une bonne idée. Rencontrer des amis pour un café un après-midi après une balade à vélo de 90 minutes, c'est mieux.

Écoute de la musique, des podcasts ou des livres audios

Une étude de 2012 a montré que l'écoute de musique réduit la perception de l'effort d'environ 10 %[39] tout en s'exerçant avec une intensité faible à modérée. De plus, écouter tes chansons préférées pendant l'exercice peut réduire la résistance à s'engager dans l'activité physique.

Les podcasts ou les livres audio peuvent également être une bonne alternative à la musique si tu aimes les écouter. Bien qu'ils ne réduisent pas la perception de l'effort, ils faciliteront tes entrainements et te donneront peut-être l'impression que le temps passe plus vite.

Je n'aime généralement pas faire du vélo en solo, mais si je n'en ai pas fait depuis quelques jours et que je ne trouve pas de partenaire, je télécharge quelques podcasts sur mon smartphone et je les écoute en faisant du vélo. Cela rend l'activité autrement terne du vélo plus excitante.

Bénéficier de l'aversion envers la perte

L'aversion envers la perte est la tendance à continuer à faire quelque chose une fois qu'un investissement dans des ressources comme l'argent, l'effort ou le temps a été fait, même quand il n'est plus rationnel de continuer[40]. En gros, c'est mettre de l'argent sur un mauvais investissement.

Par exemple, une personne qui a acheté un billet de cinéma non remboursable continuera à regarder le film même si elle le trouve mauvais (parce que sinon, elle « gaspillerait » l'argent dépensé pour le billet).

Tandis que dans la plupart des cas, l'aversion envers la perte entraîne des décisions irrationnelles et encore plus de gaspillage, tu peux l'utiliser à ton avantage pour rester motivé à faire du sport ; paye simplement 3 mois, 6 mois ou 12 mois d'adhésion à la salle de sport (ou ailleurs) et sois victime de l'aversion afin que tu aies plus de motivation pour ne pas gaspiller.

Je vais habituellement nager une fois par semaine. Je ne trouve pas cela aussi agréable que d'autres activités (je l'apprécie quand même), donc une adhésion de 3 mois (bien qu'étant extrêmement bon marché) me donne une motivation supplémentaire pour y aller au moins une fois par semaine. Je ne veux pas gaspiller l'argent, même si sauter quelques séances d'entrainement signifierait ne perdre que quelques euros.

Bien que cette technique à elle seule ne te garantisse pas que tu resteras motivé pour faire du sport, ce n'est qu'un autre outil qui t'aidera à respecter tes résolutions, avec un peu de chance, assez longtemps pour développer une habitude permanente.

COMMENT RESTER MOTIVÉ POUR FAIRE DU SPORT : RÉCAPITULATIF

1. Fixer des objectifs, à la fois liés à la performance ainsi que plus généraux, te permettra de rester motivé à la fois dans les premières étapes de l'apprentissage d'un nouveau sport et pendant quelques mois, voire quelques années.

Rends tes objectifs Spécifiques, Mesurables, Atteignables, Réalistes et limités dans le Temps, mais n'en fais pas trop ; si ta principale raison de faire du sport est la santé et la forme physique, tu n'as pas à tenir un registre de tous les aspects de ta performance. Fixe des objectifs simples pour pouvoir suivre tes progrès et te motiver, pas nécessairement pour devenir un athlète de renommée.

2. Dans le cas où tu es plus expérimenté avec un sport, établis non seulement de nouveaux objectifs à long terme, mais fixe aussi des objectifs qui mèneront à des améliorations rapides et visibles (généralement liées à des choses que tu pratiques rarement, mais dont le changement sera apprécié en plus de l'objectif principal). Ces « missions secondaires » et

divertissantes t'aideront à prendre plus de plaisir dans tes sessions régulières.

3. Commence une chaîne dans ton calendrier et marque les jours avec un gros X rouge chaque jour que tu t'entraînes. Cela semble peut-être stupide à faire, mais peut suffire pour t'aider à rester motivé jusqu'à ce que l'habitude sportive devienne permanente dans ta vie.

4. Ne pense pas en termes de « tout ou rien » les jours de paresse. Si tu n'arrives pas à te motiver pour aller à la salle, enfiler tes chaussures de jogging ou assister à un cours de yoga, fais au moins une alternative facile : des sports de poids corporel à la maison, une petite marche ou un étirement dynamique. C'est mieux que rien, et tu réduiras le risque d'abandonner complètement tes habitudes.

5. Tiens un registre de tes entrainements Même s'il ne s'agit que de les noter sur un morceau de papier avec quelques mots décrivant la séance, cela suffira pour suivre tes progrès et augmenter ta motivation à continuer en les voyant.

6. Récompense-toi d'avoir fait du sport, surtout les jours où tu n'as pas envie de le faire. Assure-toi que tes récompenses sont bénéfiques pour toi, ou du moins qu'elles ne te créent pas de problèmes. Pense à la détente et au plaisir, pas à faire n'importe quoi.

7. La musique peut réduire la perception de l'effort pendant le sport. Si tu pratiques un certain type d'activité tout seul, écouter de la musique peut être un bon moyen de te motiver pour l'entrainement et de le rendre moins fatiguant. Tu peux également écouter des podcasts ou des livres audio.

8. L'aversion envers la perte (tendance à continuer d'investir dans des choses dans lesquelles tu as déjà investi, même si ce n'est plus quelque chose que tu veux faire) peut t'aider à rester motivé pour faire du sport. Prends un abonnement en salle de sport longue durée (ou à l'endroit où tu te rends pour faire du sport) et rappelle-t'en la prochaine fois que tu n'auras pas envie de t'entraîner. Ton cerveau va te tromper en te faisant croire que tu perdras de l'argent en laissant expirer ton abonnement. Par conséquent, tu seras plus susceptible de l'utiliser.

Chapitre 4 : Comment apprécier le sport

Tu aimerais commencer à faire du sport, mais tu trouves cela ennuyeux ou tu n'aimes tout simplement pas cela. Mais est-ce vraiment toujours aussi ennuyeux ? Est-ce que tu dois toujours considérer le sport comme une corvée monotone, qui doit être faite ?

Pas nécessairement.

Dans ce chapitre, nous allons aborder les conseils les plus importants sur la façon de commencer à faire du sport afin de ne plus avoir à te forcer, mais pour être impatient de le faire. Et c'est plus simple que tu ne le penses. Tu dois juste apprendre quelques astuces pour éviter les types de sport ennuyeux et trouver des activités physiques qui vont te rendre accro (dans le bon sens).

Fais ceci et tu ne détesteras plus jamais le sport

« Si ton entrainement ressemble à du travail, cela n'en vaut pas la peine » est une règle simple qui t'aidera à éviter les mauvais types de sports.

Certes, il faut parfois plus d'une ou deux séances pour apprendre à apprécier une activité spécifique, mais il est généralement facile de dire ce qui ressemble à du travail ou à un jeu. En cas de doute, choisis toujours le jeu.

Si tu penses que la seule raison pour laquelle tu fais un certain sport est parce que c'est bon pour toi, c'est en fait mauvais pour toi. Cela peut amener beaucoup de stress dans ta vie en introduisant une autre obligation « pour ton propre bien ». Le sport ne cesse d'être un fardeau et ne devient une activité qui améliore ta qualité de vie que si tu l'aimes et le fais volontiers, même s'il n'y a pas d'avantages pour ta santé.

Pour cette raison, je reste loin de toute sorte de cours structurés de fitness où l'accent n'est pas sur le plaisir et l'esprit sportif en général, mais sur les avantages généraux du sport.

Une règle générale est que s'il n'a pas un nom simple que la plupart des gens reconnaissent immédiatement et peuvent imaginer, reste à l'écart, à moins que tu trouves vraiment cela divertissant.

« Sports pour brûler la graisse », « cours de fitness pour femmes de 40 ans et plus », « fitness ventre plat » ou « fitness choc » sont autant d'exemples de cours de fitness que tu trouveras probablement ennuyeux, ou du moins pas particulièrement immersifs. Le yoga, le tennis, le basketball ou le golf sont autant de sources d'inspiration et de motivation pour faire du sport, car ils ne se contentent pas de brûler la graisse de ton ventre.

Si tu aimes le fitness structuré, tant mieux, continue. Si, cependant, tu as toujours détesté cela, mais pensais que c'était une obligation d'aller à la salle de sport et de le faire parce que « hé, ils s'appellent "fitness ventre plat" et c'est ce que je veux », arrête-toi.

Peu importe combien de temps tu continues à prendre ces cours, ils ne cesseront jamais d'être un défi pour ta volonté et une raison de procrastiner. Ils peuvent toujours fournir des résultats, mais pourquoi te faire tellement souffrir si tu peux opter pour quelque chose de plus agréable à la place ?

Demande-toi ce qui semble être divertissant, peu importe si c'est ridicule ou inapproprié pour ton âge, ton sexe, ton origine, etc. ; et fais-le.

Le pole dance te fascine ? Vas-y, fais-en. Oui, même si tu es un garçon. Tu n'es pas moins un homme parce que tu choisis cela plutôt que de soulever des poids en salle.

Le Krav maga semble être quelque chose que tu ferais avec plaisir ? Tu n'es pas moins une femme si tu choisis de maîtriser ce système d'auto-défense israélien au lieu de porter un débardeur rose et de suivre des cours d'aérobic.

Oublie les stéréotypes et va où se trouve l'excitation. Laisse les autres transpirer en faisant des sports qu'ils détestent pendant que tu bouges ton corps le sourire aux lèvres.

Je pourrais énumérer des tonnes d'idées pour le sport, mais au final, ton choix dépendra de ce qui est disponible dans ta région, comment tu peux l'intégrer dans ton calendrier, si cela te rends heureux et si tu es physiquement capable de le faire.

9 types d'activité physique non sportive à apprécier

Supposons que tu ne puisses pas trouver un sport que tu aimerais pratiquer, ou que tu ne veuilles pas apprendre un sport en particulier. Tout ce que tu veux, c'est bouger ton corps de manière agréable et saine. Même si je pense qu'il est préférable de se concentrer sur un sport en particulier parce qu'il te donne une structure et un moyen facile de suivre tes progrès, cela ne veut pas dire que c'est la seule option.

Voici quelques activités physiques qui ne sont pas axées sur un sport en particulier et qui ne sont que de bons moyens de devenir physiquement actifs. La plupart d'entre elles t'obligent à oublier que tu es un adulte responsable et à adopter un esprit de jeu et d'exploration semblable à celui d'un enfant.

1. Va à un plan d'eau

Va au plan d'eau le plus proche ; un lac, une rivière, une mer, etc. et passe toute une matinée ou un après-midi avec un groupe d'amis ou en famille. Nage un peu, patauge, promène-toi ou lance un frisbee.

Quelques heures passées de cette manière ne te donneront pas l'impression de faire du sport, tout en t'offrant de nombreuses occasions de bouger ton corps.

2. Fais de la randonnée

Si tu aimes les paysages magnifiques et explorer la nature, il n'y a rien de mieux que la randonnée. Cela te permet de bénéficier à la fois de la nature et du sport.

Les randonnées de plusieurs heures fournissent bien plus que le minimum de sport que tu devrais faire chaque semaine. En outre, cela entraine différentes parties de tes muscles, en particulier lorsque tu fais de la randonnée dans les montagnes. Enfin, ce n'est pas un ensemble ennuyeux de sports, et c'est ce que nous recherchons.

3. Garde le rythme avec un enfant

Si tu as déjà essayé de garder le rythme avec un enfant de 5 ans, tu sais combien d'énergie il a et combien il est difficile de ne pas perdre son souffle en essayant de participer à tous les jeux qu'il invente.

Par conséquent, c'est un type d'activité physique parfait pour toute personne qui n'aime pas le sport régulier. Ça ne ressemble pas à du sport, parce que ce n'en est pas, c'est du jeu. Cela joue également un rôle important dans le renforcement de ton lien avec l'enfant, que ce soit ta nièce, ta fille ou l'enfant de ton ami.

4. Joue au Twister

Ne dis pas que ce n'est réservé qu'aux enfants. Des personnes de tout âge peuvent s'amuser à des jeux de dextérité, et si tu ne fais que rarement de l'activité physique qui nécessite de l'équilibre et de la flexibilité, le Twister peut être un excellent choix pour toi et ta famille entière ou un groupe d'amis.

5. Danse

Danser est encore une autre façon de s'engager dans une activité physique intense sans avoir l'impression de faire du sport. Essaye un programme de danse traditionnelle et non de la danse de fitness, comme la Zumba qui ressemble plus à des cours ennuyeux qu'à de la danse et à l'art qui la compose.

Peu importe le type de danse que tu pratiques tant que tu l'apprécies. Quelques heures de danse par semaine, ou une folle soirée une fois dans la semaine, donneront à ton corps assez d'activité pour avoir l'impression d'avoir terminé une séance d'entrainement (sans penser que tu es en train de faire du sport).

6. Adopte un chien

Les chiens sont des compagnons parfaits pour de longues promenades. Un chien a besoin d'au moins trois à quatre promenades par jour, chacune d'une durée d'au moins 10 minutes, ce qui correspond à environ deux fois le minimum de sport que tu devrais faire chaque semaine.

Pour encore plus d'activité, procure-toi aussi un Frisbee adapté aux chiens pour exercer le haut de ton corps. Ne te sens pas stupide à courir après le chien à ou jouer avec.

7. Voyage

Voyager peut être un excellent moyen de faire plus de sport si tu passes plus de temps à explorer les attractions locales et pas seulement à apprécier le confort des transats de la piscine.

Dans une autre ville ou pays étranger, tu auras probablement tendance à marcher davantage et à pratiquer plus de sports et d'activités physiques en général (par exemple, des randonnées ou des leçons de surf), tout simplement parce que profiter des endroits locaux nécessite cela (quel est l'intérêt de monter en bus au Machu Picchu comparé à la randonnée à faire sur l'ensemble du sentier ?).

8. Aie des relations sexuelles

S'il te plaît, ne pense pas en termes de sport et de calories brûlées en le faisant. Le sexe est un moyen de liaison naturel et puissant qui peut également fournir certains des avantages du sport.

Une étude réalisée en 2013 sur 21 couples a comparé les effets du sport modéré sur un tapis roulant et avec le sexe. Les scientifiques ont constaté que le sexe est pratiqué à une intensité modérée et «

peut être considéré, parfois, comme un sport important »[41].

Bien que les relations sexuelles ne deviennent pas ta principale façon de t'entrainer, la prochaine fois que tu ne penses pas avoir le temps de faire du sport, rappelle-toi que tu peux le remplacer par un autre type d'entrainement qui ne sera probablement pas un fardeau pour ta volonté.

9. Le jardinage et les activités de plein air

Le jardinage, et en particulier faire des choses comme arracher les mauvaises herbes ou ratisser à la main, est une activité apaisante, presque méditative qui peut non seulement t'aider à réduire le stress, mais aussi à bouger un peu et à activer davantage tes muscles.

D'autres types d'activités de plein air comme couper ton propre bois (au lieu d'acheter des paquets de bois de chauffage) ou la réparation de choses dans la maison comptent aussi comme un sport de faible intensité.

Le lancer de couteaux ou de hachettes, des compétences qui peuvent être techniquement considérées comme des sports, sont aussi un bon moyen de passer activement du temps à l'extérieur et d'obtenir une bonne séance d'entrainement.

Et si ce n'est pas divertissant ?

Certains types de sports sont nécessaires, ou du moins recommandés à inclure dans ton programme d'entrainement, mais pas nécessairement divertissants. Un bon exemple dans mon cas est l'étirement statique qui devrait être fait après chaque entrainement.

Pour rendre les étirements plus agréables, j'essaie de trouver les petites choses que j'aime dans l'activité, telles que le ressenti de mes muscles qui s'étirent ou une expérience presque méditative de supporter la douleur quand il s'agit d'étirements plus intenses.

Si tu as du mal avec des sports que tu trouves nécessaires mais pas divertissants, essaye de découvrir tous les petits moyens pour les rendre plus agréables. La musique peut fonctionner ici tout comme faire une activité particulière avec un ami. Lorsque tu combines toutes ces petites choses en une seule grande chose, il y a de fortes chances que tu associes l'activité autrement désagréable ou ennuyeuse avec ces petites choses agréables.

Bien que je ne trouve pas l'étirement amusant et ne le ferais pas si cela n'était pas nécessaire pour la prévention des blessures et la souplesse globale, j'attends avec impatience l'expérience apaisante de la séance d'étirement post-entrainement (et surtout les avantages liés à la prévention des blessures qui me permettent de profiter davantage de mes entrainements divertissants).

COMMENT APPRÉCIER LE SPORT : RÉCAPITULATIF

1. Tout ce que nous apprennent les cours de fitness structurés, c'est de déprécier tous les types d'activité physique et de ne jamais être impatient de les faire. Comme ces types d'activités se concentrent habituellement sur la réalisation d'un sport spécifique et l'engagement d'un ensemble précis de muscles au lieu de s'amuser et de se maîtriser, il vaut mieux les éviter et choisir quelque chose qui t'a toujours plu.

D'un autre côté, si tu aimes ces cours, je t'en prie, continue ; la clé est de trouver quelque chose que tu apprécies, peu importe ce que les autres pensent.

2. Tu n'as pas à pratiquer un sport spécifique pour pratiquer une activité physique. Il y a au moins neuf façons de bouger ton corps sans pratiquer un sport en particulier. Ces idées sont : aller à un plan d'eau, faire de la randonnée, garder le rythme avec un enfant, jouer à des jeux de dextérité comme le Twister, danser, jouer avec un chien ou le promener, voyager, avoir des relations sexuelles, faire du jardinage ou d'autres activités en plein air.

3. Si tu as besoin d'effectuer un type spécifique d'activité, mais que tu n'es pas impatient de t'y mettre, rends la tâche plus plaisante en y découvrant des petites choses agréables (par exemple, la sensation apaisante d'étirer tes muscles), ou rends l'expérience plus supportable en écoutant ta musique préférée ou en la faisant avec un ami.

Chapitre 5 : Comment améliorer la récupération, prévenir les blessures et gérer la douleur musculaire

Peut-être que tu fais du sport depuis un an ou deux et que tu as du mal à en faire à cause d'une faible énergie, de la douleur ou de l'épuisement. Ou chaque fois que tu commences une nouvelle routine d'entrainement, ton corps devient si douloureux que tu ne veux plus faire de sport, et reviens ensuite à tes vieilles habitudes.

Une raison commune pour laquelle les gens cessent de faire du sport est la douleur, les blessures ou la douleur associée à l'activité physique. En fait, l'inconfort physique est probablement la partie la plus difficile de l'introduction d'une habitude sportive pour les personnes accoutumées à un mode de vie sédentaire.

Après tout, il est relativement facile de sortir de ton canapé et de faire ta première séance de sport, mais cela devient beaucoup plus difficile une fois que tu te réveilles le lendemain et que chaque muscle de ton corps est douloureux.

Si tu débutes, la douleur musculaire est une certitude. Une blessure, même une petite qui guérit en quelques jours, peut aussi survenir sur un corps non entraîné. Cela peut te dissuader de ta prochaine séance de sport, brisant ainsi ta chaîne. Malheureusement, plus tu laisses passer de temps entre tes séances, plus tu auras de chance d'avoir encore des courbatures après la prochaine séance de sport.

La DOMS (douleur musculaire d'apparition retardée) ne peut être évitée si tu n'as pas fait de sport depuis longtemps. Cependant, selon Brad Schoenfeld et Bret Contreras et contrairement à ce que certains pensent, ressentir des douleurs musculaires après une séance d'entrainement n'est pas un bon indicateur de l'efficacité de ta séance[42].

En d'autres termes, ne tombe pas dans le piège de penser que si tu as des courbatures, tu as fait une bonne séance d'entrainement ; c'est une façon de penser erronée qui peut te faire associer la condition physique à la douleur, ce qui conduira à des problèmes de volonté. De plus, cela peut mener à une blessure ; ce qui rendra impraticable, voire impossible, le maintien de ta nouvelle habitude.

Bien que tu ne puisses éviter complètement la DOMS, tu peux réduire sa gravité. En ce qui concerne les blessures, la plupart des risques peuvent être éliminés en suivant quelques conseils simples. Par conséquent, tu réduiras le risque de créer des obstacles supplémentaires à ton habitude sportive.

Comme il est difficile d'étudier la DOMS ou sa récupération et de fournir des preuves concluantes sur les thérapies possibles, les huit idées ci-dessous ne sont que des suggestions à essayer et ne sont pas des méthodes infaillibles qui fonctionnent pour tout le monde. Essaye-les tout de même la prochaine fois que tu as des courbatures et tu pourras peut-être réduire ta résistance à la prochaine séance d'entrainement.

1. Le rouleau de massage

Puisque la libération auto-myofasciale (libération ciblée de la tension musculaire) est une forme émergente de thérapie, il n'y a toujours pas assez de preuves scientifiques concluantes à ce sujet (par exemple, les études disponibles n'ont été faites que sur quelques participants).

Cependant, une revue systématique de 2015 suggère que le rouleau de massage peut être efficace à la fois avant et après l'entrainement pour réduire la douleur musculaire[43]. Une autre revue systématique de 2015 suggère également qu'utiliser le rouleau de massage peut améliorer la récupération[44] et faciliter ta volonté de continuer à faire du sport.

Une étude canadienne de 2015 sur l'utilisation du rouleau de massage et la DOMS a montré que 20 minutes de massage après le sport (immédiatement après, 24 heures après et 48 heures après) réduisaient la DOMS chez 8 participants, mesurés par temps de sprint, de puissance et de dynamique force-endurance[45]. Ce n'est en aucun cas la preuve ultime que cela fonctionnera pour toi, mais c'est une bonne idée de le tester car tu ne pourras qu'en tirer profit.

Si tu souhaites tester le fonctionnement du rouleau de massage sur ton corps, investis dans un rouleau et regarde quelques tutos sur YouTube pour savoir comment l'utiliser. Ensuite, utilise-le après chaque séance d'entrainement et, idéalement, les deux jours suivants aussi (c'est quand tes muscles seront les plus douloureux).

S'il te plaît, garde à l'esprit que l'utilisation du rouleau de massage sera douloureuse, particulièrement pendant les premières semaines où tu devras faire face à toutes les tensions accumulées dans tout ton corps. Cependant, relâcher la tension et détendre tes muscles t'aidera à te sentir mieux de manière générale, facilitant ainsi le sport.

Au moment où j'écris ce livre, j'ai utilisé religieusement mon rouleau de massage trois fois par semaine pendant environ deux ans. Je trouve que c'est un outil extrêmement utile pour réduire la tension dans mon dos et mes mollets, ce qui améliore mes performances pendant mes entrainements et réduit le risque de blessures.

2. Fais-toi masser

Il se trouve que le massage est efficace pour soulager la DOMS, mais pas pour améliorer la fonction musculaire. En d'autres termes, il est utile pour les avantages psychologiques que la réduction de la douleur apporte, mais il n'améliorera pas la récupération physique de ton corps.

Une étude réalisée en 2003 a montré qu'un massage réalisé deux heures après l'effort n'améliorait pas la fonction des ischio-jambiers mais réduisait l'intensité de la douleur 48 heures après l'effort[46].

Une autre étude en 2005 a déterminé qu'un massage sportif de 10 minutes 3 heures après le sport était efficace pour soulager la DOMS d'environ 30%. Il est également utile pour réduire le gonflement[47].

Pourtant, un autre article de 2005 a conclu que « le massage post-sport a montré qu'il réduisait la gravité de la douleur musculaire mais que le massage n'a aucun effet sur la perte fonctionnelle musculaire »[48].

Enfin, une revue de 2013 sur les effets de la massothérapie sur la DOMS a montré des preuves non concluantes dans le même sens : le massage peut aider à soulager la douleur, mais pas à améliorer la performance[49].

Si tu débutes dans tes habitudes sportives, il est possible que la douleur t'empêche de faire du sport dans les deux ou trois jours qui suivent. Si tu as envie d'expérimenter, fais-toi masser (massage sportif profond, pas le massage régulier relaxant) sur les muscles qui étaient les plus actifs pendant ta séance de sport. Même si cela ne facilite pas la récupération physique, cela devrait aider à réduire la douleur, ce qui à son tour, rendra le sport plus facile.

3. Bois du café ou du thé

Étonnamment, la caféine est bonne non seulement pour transformer les zombies en humains dès le matin, mais aussi pour réduire la douleur musculaire.

Une étude de 2013 a montré que l'ingestion de caféine immédiatement avant le sport de résistance du haut du corps améliore les performances. De plus, l'ingestion prolongée de caféine dans les jours qui ont suivi le sport a diminué la perception de la douleur[50].

Voilà une bonne raison supplémentaire de continuer à boire du café ou du thé. Certes, les pilules de caféine fonctionneront probablement mieux que de boire du thé ou du café, mais une boisson beaucoup plus agréable devrait non seulement te donner plus d'énergie pour l'entrainement, mais aussi réduire la douleur après l'entrainement.

4. Prends les bons nutriments

Des études sur de petits panels montrent qu'une bonne nutrition peut aider au rétablissement ainsi qu'à la douleur musculaire.

Par exemple, une étude réalisée en 2006 sur 17 hommes a montré que la supplémentation en acides aminés réduit la perte de force musculaire associée au sport[51].

Une étude de 2010 sur 12 femmes a confirmé ces conclusions, et que les blessures musculaires peuvent être supprimées par une supplémentation en BCAA avant le sport[52].

La manière la plus simple d'obtenir des acides aminés juste avant le sport est de consommer des BCAA (acides aminés ramifiés). On peut les acheter sous forme de capsule ou de poudre dans tout magasin qui vend des suppléments (et probablement dans ta salle de sport aussi).

Les antioxydants sont une autre partie du puzzle. Ils réduisent l'inflammation excessive, favorisant ainsi la récupération et réduisant la douleur.

Un article de 1996 sur le rôle des vitamines et des enzymes antioxydantes dans la prévention des lésions musculaires induites par le sport stipule clairement que « la question de savoir si les vitamines antioxydantes et les antioxydants jouent un rôle protecteur dans les lésions musculaires induites par le sport peut être répondue de manière affirmative. Les études humaines examinées indiquent que la supplémentation vitaminique antioxydante peut être recommandée aux personnes effectuant une activité physique régulière »[53].

Une étude de 2012 sur les myrtilles et les blessures musculaires induites par le sport a montré qu'un smoothie aux myrtilles avant et après le sport accélère le rétablissement de la force isométrique maximale des muscles.

Il existe également des études couvrant les effets bénéfiques du jus de cerise sur la récupération.

Dans une étude britannique, on a trouvé que boire 0,35 l de jus de cerise deux fois par jour pendant huit jours diminuait certains des symptômes de blessures musculaires induites par le sport[54].

Une autre étude en 2011 s'accorde, montrant que le jus de cerise de Montmorency réduit les dommages musculaires causés par le sport intensif[55].

Une autre étude réalisée en 2010 sur le jus de cerises acidulées pris après un marathon a également confirmé ces constats. Comme les scientifiques l'ont remarqué : « Le jus de cerise semble être un moyen viable de favoriser la récupération après un sport intense en augmentant la capacité antioxydante totale, en réduisant l'inflammation, la peroxydation lipidique et en favorisant ainsi la récupération de la fonction musculaire »[56].

Enfin et surtout, une étude américaine de 2010 a montré que l'ingestion de jus de cerises acidulées pendant 7 jours avant et pendant une course intense peut minimiser la douleur musculaire post-course[57].

Toutes ces études suggèrent que les aliments riches en propriétés antioxydantes et anti-inflammatoires peuvent aider à réduire les blessures musculaires et la douleur lors d'exercices physiques intenses. Fais le plein de baies et de jus de cerises acidulées, consomme-les avant et après le sport, et tu souffriras moins après tes premiers entrainements. Tu auras également plus de volonté pour continuer.

5. Échauffement, étirement, récupération

Il est important de commencer chaque séance de sport par un échauffement approprié (pré-entrainement) et de la terminer par une routine de récupération avec les sauts, le vélo d'appartement, le jogging, etc. Le but d'un échauffement est de préparer ton corps au sport et de réduire le risque de blessures.

Le but de la récupération est d'aider ton corps à faire la transition entre le sport et le repos.

Un article de 2007 a montré que tu devrais effectuer un échauffement et des étirements dans les 15 minutes précédant l'activité physique afin d'en tirer le maximum d'avantages et prévenir les blessures[58].

Une méta-analyse de 2010 sur 32 études a déterminé qu'un échauffement améliore la performance dans 79% des critères examinés et que « il y a peu de preuves suggérant que l'échauffement est préjudiciable aux participants sportifs.[59]» Bien que des études plus approfondies soient nécessaires pour prouver le rôle bénéfique d'un échauffement, il est correct de dire qu'un échauffement est nécessaire, comme tous les entraîneurs sportifs te le diront.

Il existe deux types d'étirements, tous deux nécessaires à la prévention de blessures, à l'amélioration de la récupération et à la réduction des douleurs musculaires.

Le premier type est l'étirement statique, celui avec lequel tu es probablement le plus familier ; tenir un étirement pendant 30 à 90 secondes, habituellement avec une sensation de brûlure dans les muscles qui sont étirés.

Ce type d'étirement ne doit être fait qu'après tes entrainements, et jamais avant, car il peut altérer la force en provoquant une instabilité articulaire[60]. Une méta-analyse de 2013 a conclu que l'utilisation de l'étirement statique comme seule activité durant la routine d'échauffement devrait généralement être évitée en raison de la réduction de la force, de la puissance et de la performance explosive[61].

L'étirement statique, quand il est fait après une séance d'entrainement, est bénéfique pour l'augmentation de la récupération et de la force, mais pas nécessairement pour la DOMS (une méta-analyse de 2011 suggère qu'il ne réduit pas du tout la DOMS[62]).

Comme l'écrit Pavel Tsatsouline, ancien instructeur d'entrainement physique des forces spéciales soviétiques, dans son article : « Les avantages de l'étirement sont énormes. Les étirements peuvent augmenter ta force de 10%. C'est beaucoup. L'homme [Maître russe des sports, Alexander Faleev] explique que « lorsque tu soulèves un poids, tes muscles se contractent. Et après l'entrainement, les muscles restent contractés pendant un certain temps. La restauration ultérieure de la longueur des muscles, c'est la récupération. Jusqu'à ce que le muscle ait retrouvé sa longueur, il n'a pas récupéré. Par conséquent, celui qui n'étire pas ses muscles ralentit le processus de récupération et retarde ses bénéfices. » D'ailleurs, la tension et la détente sont les deux faces d'une même pièce, « si le muscle oublie comment s'allonger, il se contractera plus mal. Et c'est la stagnation de la force »[63].

J'ai appris ma leçon sur le pouvoir de l'étirement statique quand mon kiné m'a recommandé de commencer à le faire après chaque séance d'escalade pour la douleur dans les articulations des mains et des pieds (commun chez les grimpeurs débutants), ainsi que pour la prévention générale des blessures corporelles. Après seulement une semaine, j'ai remarqué une diminution considérable de la douleur et une grande amélioration de ma souplesse globale lors de l'escalade. Trois semaines plus tard, la douleur était presque inexistante. Depuis, j'y crois.

Le deuxième type d'étirement est l'étirement dynamique, également appelé étirement balistique. Tu devrais faire ce type d'étirements avant le sport, avec un échauffement. Une étude de 2008 a montré que contrairement à l'étirement statique, l'étirement dynamique améliore la puissance, la force, l'endurance musculaire, la capacité anaérobie et la performance d'agilité[64].

Une fois que j'ai commencé à mettre l'accent sur l'étirement dynamique et les échauffements avant mes séances d'escalade, j'ai réduit l'apparition de petites douleurs quand je grimpe et j'ai également bénéficié d'une plus grande flexibilité.

Expliquer comment exécuter l'étirement statique ou dynamique dépasse le cadre de ce livre. Une recherche rapide sur YouTube te fournira toutes les routines dont tu as besoin pour l'étirement avant et après l'entrainement.

6. Va au sauna

Une étude thaïlandaise et malaisienne de 2015 a montré qu'aller dans un sauna avant le sport peut aider à réduire la douleur musculaire d'apparition retardée des extenseurs du poignet[65]. Ces résultats sont conformes aux conseils généraux si tu veux traiter la douleur musculaire, l'augmentation du flux sanguin vers les muscles et l'augmentation subséquente de l'apport d'oxygène pour te sentir mieux.

Dans un article sur les saunas et la récupération, un spécialiste de la médecine du sport, David Geier, explique qu'un sauna « provoque la transpiration et peut aider à libérer les endorphines. Et la chaleur augmente également le flux sanguin vers le muscle et la périphérie du corps, ce qui aide probablement les muscles endoloris à se sentir temporairement mieux. »

Il souligne également que s'asseoir dans un sauna après une séance d'entrainement n'est pas une bonne idée ; s'asseoir dans un sauna pendant plus de cinq minutes est une forme de sport passive qui retarde le processus de récupération. Par contre, passer quelques minutes dans un sauna avant ta séance d'entrainement est une meilleure idée car cela « peut en effet t'aider à t'échauffer et à soulager une douleur musculaire immédiate »[66].

En résumé, si un sauna après l'entrainement ne t'aidera probablement pas à long terme, il te permettra de te sentir mieux temporairement et de te préparer psychologiquement pour la prochaine séance d'entrainement. Pour en tirer un plus grand bénéfice, passe quelques minutes dans un sauna avant de faire du sport.

7. Le sommeil

Une bonne récupération ne peut pas se produire sans un sommeil de qualité. De nombreuses études ont montré que la baisse de sommeil, et en particulier la baisse chronique de sommeil[67], affecte négativement les performances humaines dans une large mesure[68,69].

Une revue de 2014 a montré que la privation de sommeil peut avoir « des effets significatifs sur la performance sportive, en particulier un sport prolongé sous-maximal. Un sommeil compromis peut également influencer l'apprentissage, la mémoire, la cognition, la perception de la douleur, l'immunité et l'inflammation »[70].

Il ne fait aucun doute que le sommeil est une partie indispensable d'un régime de récupération correct. Idéalement, tu devrais dormir un nombre d'heures suffisant chaque jour et ne pas essayer de rattraper ton retard le week-end. Le sommeil réparateur pendant le week-end n'élimine pas par magie tous les symptômes du manque de sommeil[71], car il faut plus de temps pour réparer la privation de sommeil à long terme.

Ce qui est intéressant, c'est que le manque de sommeil peut augmenter la sensibilité à la douleur tant pour la douleur aiguë (qui dure moins de 3 à 6 mois) que pour la douleur chronique[72]. Si tu souffres d'une blessure ou de douleur chronique, tu devrais faire encore plus d'efforts pour dormir suffisamment.

Quant à la quantité de sommeil dont tu as besoin, tout dépend de comment tu te sens. Après des journées particulièrement épuisantes (natation, tennis et escalade le même jour), je dors jusqu'à 10 heures ou plus si j'en ai besoin. Je ne me culpabilise pas le matin parce que je ne me suis pas réveillé assez tôt. Les deux heures supplémentaires que je pourrais « gagner » si je me réveillais plus tôt prolongeraient mon temps de récupération tout en réduisant mon sentiment général de bien-être et de performance.

8. S'entrainer de nouveau

Enfin et surtout, voici l'information que tu ne souhaites probablement pas entendre : l'un des meilleurs moyens de réduire la DOMS est de s'entrainer de nouveau.

Il a été démontré que l'hypoalgésie induite par le sport (augmentation des seuils de douleur et tolérance à la douleur grâce à au sport) se produit grâce à l'endurance de l'entrainement dans des sports comme la course, le vélo et la natation[73]. Si tu souffres de douleurs musculaires, faire du vélo, du jogging ou de la natation peut t'aider temporairement à calmer la douleur.

Chaque fois que je souffre de DOMS, je fais généralement plus de sport malgré la douleur. En t'entraînant, la douleur ne sera pas aussi forte que tu le penses, et sera grandement réduite après l'entrainement.

S'il te plaît, garde à l'esprit que tu n'as pas à engager tes muscles avec la même intensité que la veille. Le sport léger, comme une simple promenade pour calmer la douleur des jambes, sera bénéfique.

Quand la connaissance commune peut effectivement réduire ta volonté

De nombreux athlètes prennent des douches froides, utilisent un traitement de contraste (en alternant entre les douches chaudes et froides) ou s'immergent dans de l'eau froide pour améliorer la récupération ou réduire la DOMS. Il est possible que tu suives également ce conseil et, sans le savoir, réduises ta volonté en utilisant cette thérapie pour une mauvaise raison.

La science n'a pas trouvé de preuve solide que l'une ou l'autre de ces méthodes soit suffisante pour réduire la DOMS à un effet perceptible. En fait, de plus en plus d'études montrent que la thérapie par le froid ne procure qu'un effet placebo tout en affectant négativement les performances.

Une étude japonaise de 2015 a révélé que le groupe de participants ayant utilisé le refroidissement après le sport a connu des augmentations significativement plus faibles, voire aucune augmentation de force, de diamètre musculaire et d'endurance par rapport au groupe qui n'a pas utilisé le refroidissement[74].

En d'autres termes, écouter des conseils communs peut te rendre plus faible pour faire une séance de sport et ensuite complètement te décourager de t'entraîner.

Certaines études suggèrent qu'il existe une possibilité que de telles thérapies puissent, de manière statistiquement insignifiante, aider au rétablissement auto-déclaré (et non à des mesures objectives comme une augmentation de la force)[75].

Une étude française de 2010 montre que la cryothérapie du corps entier après un sport très intense peut aider[76], mais je n'imagine pas la plupart des gens chercher une chambre de cryothérapie après une séance d'entrainement pour passer trois minutes à -166 ° F (-110 ° C) juste pour améliorer un peu la récupération.

Comme le dit le docteur en médecine du sport Gabe Mirkin : « Le froid n'apporte qu'un effet placebo »[77]. Si la preuve anecdotique te convainc, une simple thérapie avec des douches froides ou des blocs de glace peut être utile, si ce n'est pour une meilleure perception de ton propre bien-être ou un effet placebo (ça aide quand même, non ?).

Selon un article de recherche singapourien de 2010, « une approche holistique de la récupération donnera une meilleure réponse plutôt qu'une technique de rétablissement isolée »[78]. Si la thérapie par le froid te fait du bien et t'aide à rester motivé à faire du sport malgré la douleur, alors continue.

Cependant, selon le professeur de science du sport David Pascoe de l'université d'Auburn, si tu recherches une force maximale, il vaut mieux oublier cette technique[79]. Comme il le dit : « Si les athlètes sentent de la douleur, puis se mettent dans une baignoire et en ressortent en pleine forme, ils feront une meilleure séance d'entrainement. Cela pourrait suffire à envisager la thérapie par le froid si tu ne te soucies pas des gains musculaires et de force. »

Cependant, si tu sais que moins de gains diminuent ta motivation, concentre-toi sur une approche plus holistique consistant à faire des échauffements appropriés, à t'étirer, à suivre d'autres façons de réduire les DOMS et à faire du sport malgré tes douleurs.

Remarque cependant que ce que nous avons couvert s'applique uniquement aux effets de la thérapie par le froid sur la récupération et les DOMS, pas les autres avantages pour la santé qu'ils peuvent fournir (comme le soulagement de la douleur en cas de blessure).

Comment faire une pause sans briser ton habitude

Le bon sens te ferait penser que si l'on compare une personne qui s'entraîne 52 semaines par an avec une personne qui s'entraîne entre 16 et 24 semaines par an, la première serait beaucoup plus forte que la seconde. Pourtant, comme l'entraîneur de fitness

Jason Feruggia et tout entraîneur le diraient, les gains de force ne sont pas très différents, et les athlètes qui se reposent plus longtemps peuvent en fait connaître des gains plus importants[80].

Par conséquent, les pauses te sont bénéfiques et peuvent t'aider à obtenir les mêmes résultats ou de meilleurs résultats avec moins d'efforts, si tu es en mesure de reprendre ta routine après une pause. Et c'est là le plus gros problème ; comment reprendre l'habitude de faire du sport si tu n'as pas fait de sport pendant une semaine ou deux, voire un mois entier en cas de rupture forcée due à une maladie ou à une blessure ?

La chose la plus importante à retenir est de ne jamais vraiment cesser de faire du sport. L'inactivité physique totale a une façon de promouvoir une paresse qu'il est difficile de quitter une fois la pause terminée.

Si tu es obligé de faire une pause et que tu dois abandonner toutes sortes de sports en raison d'une maladie ou d'une blessure, essaye au moins de te mouvoir un peu, autant que ton médecin te le permet.

Si tu prends une pause pour récupérer, arrête tes sports les plus rigoureux pendant une semaine ou deux , mais continue à faire d'autres sports de faible intensité comme des promenades, du vélo, etc.

Toutes les douze semaines, je prends une semaine ou deux et je ne soulève pas de poids. Ces pauses réduisent considérablement la quantité de sport que je fais, mais elles ne sont qu'un outil de récupération pour moi ; elles ne posent aucun problème une fois que je recommence ma routine. Ne pas aller à la salle pendant un temps ne signifie pas que je cesse complètement de m'entrainer. Je fais simplement une pause dans mes séances d'haltérophilie pour permettre à mon corps de récupérer alors que je pratique encore d'autres sports, quoique généralement avec une intensité moindre.

De plus, ces pauses servent un autre objectif important ; elles m'aident à rester motivé pour soulever des poids en empêchant l'épuisement psychologique et physique général et / ou les blessures qui ont plus de chances de se produire si tu t'entraînes trop.

Si tu maintiens quand même une routine sportive pendant une pause, même si ce n'est que quelques promenades par semaine, cela suffira à t'aider à reprendre ta routine une fois que tu seras prêt.

Et si revenir à ton ancienne routine signifie subir d'anciens problèmes que tu n'as pas envie de ressentir, comme les muscles endoloris et une réticence générale à faire du sport même si tu sais que tu l'apprécieras une fois que tu auras recommencé ?

Dans un tel cas, commence lentement et augmente progressivement l'intensité jusqu'à ce que tu sentes que tu es dans ta forme et ton état d'esprit normaux. Quand je retourne à la salle après ma pause d'une semaine, je ne commence pas avec les poids que j'ai levé la dernière fois que j'y étais. Je réduis l'intensité de 10%, ce qui fait que l'entrainement ressemble à un bon entrainement, mais pas si difficile que je suis incapable de bouger mon corps le lendemain.

Le même conseil s'applique à d'autres types de sports. Si tu fais des balades à vélo de deux heures par semaine et que tu fais une pause de 14 jours, ne commence pas par quatre séances de deux heures par semaine à ton retour de pause. Commence doucement en faisant deux ou trois séances de 90 minutes la première semaine. Cela permettra à ton corps de se réhabituer à ta routine précédente, réduisant ainsi la douleur et la réticence générale au sport.

C'est une bonne idée de développer ton propre système de récupération et de t'y tenir scrupuleusement. Par exemple, je fais toujours une pause d'une semaine tous les trois mois durant laquelle je ne vais pas à la salle. En plus de cela, je m'assure d'augmenter le nombre de jours de récupération pour les autres sports (comme l'escalade) chaque fois que je ressens une faible énergie. Juste un jour de repos supplémentaire peut avoir des effets énormes sur ta motivation globale, t'aidant ainsi à adhérer à ta routine sportive en permanence.

Cependant, ne tombe pas dans le piège de prendre des pauses sur un coup de tête. Planifie-les à l'avance afin d'éviter de prendre des pauses dictées par des émotions simplement parce qu'un jour, tu n'as pas envie de faire du sport. Un tel comportement peut conduire à briser tes habitudes et à réduire ta motivation.

Enfin, ne te sens pas coupable de faire une pause. Tant que tu les prends des semaines ou des mois après que tu as développé une habitude sportive permanente (et non la première fois que tu fais face à des obstacles), elles ne feront aucun mal et ne peuvent que t'aider.

COMMENT AMÉLIORER LA RÉCUPÉRATION, PRÉVENIR LES BLESSURES ET GÉRER LA DOULEUR MUSCULAIRE : RÉCAPITULATIF

1. Si tu es sportif débutant, la douleur musculaire est une garantie. Il y a aussi un risque plus élevé de blessure, surtout si ton corps n'est pas du tout habitué à faire du sport. Par conséquent, il te sera bénéfique d'apprendre et d'utiliser différentes façons de gérer la DOMS, d'améliorer le rétablissement et de prévenir les blessures.

Le rouleau de massage après l'entrainement est un moyen efficace de réduire la douleur musculaire d'apparition retardée et de prévenir les blessures. Le massage sportif est également utile, mais n'a pour avantage que de réduire la douleur psychologique. Il a été prouvé que la caféine diminue également la perception de la douleur.

Une bonne alimentation peut également favoriser le rétablissement et réduire la douleur après le sport. Prendre des acides aminés essentiels sous la forme de

BCAA peut aider, ainsi que des aliments riches en antioxydants réduisant l'inflammation, comme les myrtilles ou le jus de cerises acidulées.

L'étirement dynamique avant les entrainements aide à la performance et réduit le risque de blessures, tandis que l'étirement statique après les entrainements aide à optimiser la récupération. N'oublie pas les routines d'échauffement et de récupération qui aident ton corps à se préparer au sport (ou à le faire passer d'actif à reposé) et à prévenir les blessures.

Aller au sauna après une séance d'entrainement est une autre stratégie qui peut t'aider à réduire la douleur et à te sentir mieux, même si cela procure principalement des effets psychologiques temporaires. Afin de réduire la douleur et d'améliorer l'échauffement, pense à faire une séance de 5 minutes dans un sauna avant l'entrainement.

N'oublie pas que la récupération, physique et psychologique, ne peut pas se produire sans un sommeil de qualité.

Enfin, l'un des moyens les plus efficaces de traiter les douleurs et d'aider ton corps à récupérer plus rapidement est de faire à nouveau du sport. Même une promenade de faible intensité peut t'aider à réduire la douleur.

2. Une thérapie populaire par le froid pour améliorer la récupération et la réduction de la DOMS peut effectivement nuire à ta performance au cours de la prochaine séance d'entrainement, rendant ainsi plus probable que tu abandonnes le sport. Les études ne sont pas concluantes, mais elles suggèrent que la glace pour la DOMS ne procure qu'un effet placebo et ne procure que des avantages psychologiques et non pour une force et une endurance maximales.

3. Lorsque tu fais une pause, n'arrête pas complètement le sport. Essaye d'avoir une activité physique de sorte que lorsque tu reprendras ta routine, tu n'augmenteras pas immédiatement la quantité de sport que tu fais.

Des pauses régulières, lorsqu'elles ne sont pas prises sur un coup de tête et qu'elles sont planifiées à l'avance dans le but d'éviter de développer des blessures ou de l'épuisement professionnel, peuvent t'aider à rester motivé à faire du sport pour les années

à venir. Ne te sens pas coupable de les prendre.
Quand elles sont faites correctement, elles ne feront
que t'aider à progresser.

Chapitre 6 : À propos d'autres questions liées au sport

Il y a beaucoup de problèmes liés au sport que je n'ai abordés que partiellement dans les chapitres précédents ou que je n'ai pas abordés du tout auparavant, mais qui sont des parties importantes de l'équation pour créer une habitude sportive à vie.

Dans ce chapitre, nous parlerons de la façon d'aborder les autres et de leur approche sportive ou de leur approche concernant ta routine sportive. Le soutien (ou son absence) peut maintenir ou détériorer ton programme sportif, et il est important de savoir comment faire face à ce problème.

Deuxièmement, nous parlerons de la gestion de tes attentes (la mise en place de mauvaises attentes te découragera de faire du sport), et gérer le problème de l'autocritique, de l'inconfort et de la faible estime de soi au sport.

Enfin, nous parlerons des saisons et comment elles affectent les habitudes sportives (et quoi faire pour adhérer à tes habitudes malgré les hivers rigoureux).

Comment agir avec les autres personnes

Comme mentionné brièvement dans le prologue, une étude réalisée en 2009 a révélé que le manque de soutien est le principal obstacle au sport, par rapport au manque de volonté. Cela signifie que d'autres personnes peuvent encourager ou affaiblir tes résolutions, et leur influence a beaucoup à voir avec la façon dont tu te vois et te sens.

Dans le scénario le plus commun, lorsque tu commences à faire du sport, un ou plusieurs de tes amis (ou membres de la famille) peu aidants et physiquement inactifs commencent à se moquer de toi ou à montrer leur résistance de diverses manières face à ton changement. Cela communique essentiellement « N'essaye même pas de changer positivement ta vie ». Si tu le fais, il sera évident que ces personnes sont incapables (ou ne veulent pas) de faire de tels changements elles-mêmes.

Bien qu'il existe des dizaines de façons différentes de traiter ce problème, le conseil le plus utile que j'ai trouvé est de se concentrer sur soi-même et d'ignorer ce que les autres disent.

Tout se résume à cela ; ta confiance en toi et en tes décisions. Si tu sais que le sport va changer ta vie pour le mieux, pourquoi laisserais-tu les autres t'influencer pour cesser de t'améliorer ? Par peur qu'ils te jugent ?

Maintenant, je ne crois pas que tu devrais être un loup solitaire qui essaie de changer sa vie sans aucun soutien. Ignorer les autres et te faire confiance est la première étape. La deuxième étape consiste à t'entourer de personnes qui partagent ton attitude.

Heureusement, lorsque tu commenceras à faire du sport, il sera extrêmement facile de te lier d'amitié avec d'autres personnes qui veulent soit changer leur vie, soit qui l'ont déjà fait.

Dans la salle d'escalade où je vais, tu peux rencontrer une grande variété de personnes. Une grande majorité d'entre elles partagent une chose :

elles aiment grimper et soutenir ceux qui partagent leur passion.

Que tu sois une mère célibataire de 40 ans, une étudiante de 25 ans en surpoids ou un homme de 55 ans avec du ventre, la plupart de ces personnes seront heureuses de t'apporter conseils, instructions et soutien afin que tu puisses apprendre le sport. Les amitiés se tissent naturellement quand vous êtes tous les deux en train d'analyser le même bloc problématique ou d'escalader le même parcours.

C'est la même chose dans d'autres lieux peuplés de passionnés de sport. Si tu vas dans une salle de sport, le personnel et les autres amateurs de sport t'aideront. Si tu veux apprendre à danser, d'autres danseurs passionnés seront là pour te soutenir.

Si le manque de soutien te dérange beaucoup, choisir un sport qui peut être pratiqué avec d'autres t'aidera à te lier d'amitié avec les personnes qui te soutiendront (et à t'aider à ignorer les personnes qui ne t'aideront pas).

Dans la mesure du possible, il est préférable de t'allier à un ami ou à un membre de ta famille, mais si ce n'est pas possible, regarde autour de toi et fais-toi de nouveaux amis. Aucune règle ne t'interdit de te faire de nouveaux amis lors de l'apprentissage d'un nouveau sport.

Alternativement, envisage de rejoindre un forum dédié au fitness ou au sport que tu veux apprendre. Tu peux également trouver un réseau social de fitness (ou utiliser ceux que tu utilises déjà pour suivre et interagir avec des personnes axées sur le fitness).

Beaucoup de connaissances et d'inspiration pour les sports que j'ai pratiqués jusqu'ici provenaient d'interactions en ligne, à la fois sous forme passive en lisant les articles d'autres personnes ainsi que d'une manière plus directe, avec des messages personnels et en cherchant des conseils personnalisés.

S'il te plaît, garde à l'esprit que beaucoup de gens en ligne essaient de fournir des conseils bien intentionnés, mais n'ont pas beaucoup d'expérience eux-mêmes. Sur les forums, le nombre élevé de messages et la réputation peuvent aider à identifier les conseils utiles et ceux qui ne le sont pas. Sur les réseaux sociaux, cela peut être plus difficile à vérifier, mais tu peux généralement faire confiance aux utilisateurs les plus actifs qui fournissent des conseils approfondis.

Peu importe l'expérience, toutes les personnes, débutantes ou expertes, dans ces endroits peuvent te soutenir pour continuer à t'entraîner. De nombreux forums offrent la possibilité de créer un fil de progression qui fonctionne de la même manière qu'un journal public de suivi de tes efforts. Si cela ne te dérange pas de divulguer quelques informations sur toi-même en ligne, pense à mettre en place ton propre fil de progression afin que tu puisses obtenir des conseils personnalisés d'autres personnes et devenir une source d'inspiration pour les autres.

Comment gérer tes attentes

Lorsque tu commences à faire du sport, il est possible que tu te fixes des attentes irréalistes ou que tu te compares à d'autres, perdant ainsi de la motivation à t'entraîner. Pour éviter que ces problèmes n'influencent ton habitude, prends deux mesures.

La première consiste à connaître les objectifs réalistes spécifiques à ce que tu fais. Définis tes objectifs en fonction de cette information et évite de supposer que tu vas braver les obstacles. Si tu fais mieux, très bien. Si ce n'est pas le cas, tu ne t'y attendais pas, donc cela ne gâchera pas ta détermination.

Par exemple, un débutant en haltérophilie peut supposer qu'il sera en mesure de soulever 90 kilos en développé couché dans les six mois. Cependant, un coup d'œil rapide sur les objectifs de fitness réalistes montre qu'un homme moyen a besoin de deux ans d'entrainement pour être en mesure de soulever 1,2 fois son poids corporel[81].

Quand le débutant irréaliste se rend compte qu'il est encore loin d'atteindre son but, il peut être tenté d'abandonner. Après tout, dans sa tête, il a échoué et a gaspillé six mois de sa vie, bien qu'il ait fait de grands progrès avec ce qu'il aurait pu accomplir de façon réaliste pendant ce temps.

Lorsque tu commences à apprendre un nouveau sport, détermine les objectifs que tu peux te fixer et apprends-en plus sur ses réalités.

La plupart des sports semblent beaucoup plus faciles à regarder qu'à essayer. C'est parce que les gens avec beaucoup d'expérience ont tendance à faire paraître que les choses sont faciles, mais c'est seulement parce qu'ils ont répété les mêmes mouvements maintes et maintes fois pendant des années. C'est précisément leur expérience qui fait que ça a l'air facile, et pas le sport lui-même.

Malheureusement, cela facilite la surestimation du temps qu'il faudra pour les maîtriser. Rappelle-toi ceci et trouve des buts appropriés pour débutants afin d'éviter la frustration.

La deuxième mesure, qui est l'étape pour éviter de te comparer aux autres, est liée à ces personnes expérimentées. Deviens plus conscient de tes capacités et de tes limites, puis juge ta performance uniquement par rapport à celles-ci, pas par rapport à d'autres personnes. En d'autres termes, si tu te sens dépassé, te blâmer de ne pas être aussi bon que les autres n'a aucun sens. Tant que tu t'aventures hors de ta zone de confort pour grandir et progresser, c'est tout ce qui compte.

En escalade, les parcours peuvent être effectués de différentes façons. Un homme de 1m86 peut facilement atteindre une prise. Une femme de 1m67 ne pourrait pas l'atteindre sans avoir à trouver une autre prise avant.

Pourquoi se réprimanderait-elle de ne pas être capable de terminer le parcours si elle a un ensemble d'avantages et d'inconvénients tout à fait différent en escalade ? Tant qu'elle fait tout ce qu'elle peut pour grimper le parcours, perdre la motivation parce qu'un homme beaucoup plus grand l'a fait sans aucun problème est regrettable.

Concentre-toi sur toi-même, tes capacités et tes limites, et laisse les autres faire ce qu'ils veulent.

Mets fin à l'autocritique

Les doutes et l'autocritique peuvent te décourager d'essayer d'apporter des changements dans ta vie, par peur d'échouer ou d'avoir l'air ridicule. Heureusement, tu peux résoudre ces problèmes, car ni le doute de soi ni l'autocritique ne sont des condamnations à perpétuité qui t'empêcheront de t'améliorer à travers le sport.

Les trois raisons les plus courantes de l'autocritique en matière de sport sont :

1. Le pessimisme

L'inactivité physique à long terme peut mener à des pensées comme « À qui est-ce que je pourrais faire croire ça ? Je ne serai jamais capable de faire du sport. » Ce n'est rien d'autre que du pessimisme renforcé par des années d'essais infructueux ou d'intentions que tu n'as jamais mises en pratique.

Bien que j'aimerais te donner un moyen infaillible pour résoudre ce problème, le pessimisme ne disparaît jamais du jour au lendemain et exige une pratique constante de la conscience de soi, et la volonté d'apporter des changements pour développer une perspective plus positive.

Il y a quelques choses qui peuvent t'aider, cependant :

a. Le soutien

Si les gens autour de toi sont pessimistes, ils ne t'aideront pas à corriger ton attitude négative. Si, d'un autre côté, tu peux trouver du soutien auprès de tes proches et être ouvert à leur influence positive, ils t'aideront à échapper au piège du pessimisme.

b. La reconnaissance

Exprimer des pensées reconnaissantes au quotidien, surtout en ce qui concerne ta santé et ta forme physique, t'aidera à briser cette carapace pessimiste.

Lorsque tu commences à faire du sport, tu peux éprouver de la gratitude suite à une marche de 30 minutes sans avoir eu de difficulté à reprendre ton souffle ou à cinq longueurs dans une piscine sans interruption. Ces pensées positives, au lieu de te réprimander pour ta faiblesse, t'aideront à associer le sport à une sensation de bien-être au lieu de te sentir coupable de t'être laissé aller toutes ces dernières années.

c. Environnement et habitudes positifs

En plus de t'entourer de gens positifs, assure-toi d'éliminer toutes sortes de stimuli négatifs de ton environnement. Par exemple, je ne lis pas les actualités ni ne visite aucun site dont le seul objectif est de te rendre négatif. Je reste aussi à l'écart des comportements négatifs et des habitudes comme se plaindre, s'inquiéter, se victimiser, etc.

Tu es très probablement au courant des sites internet, lieux, habitudes et autres stimuli qui te rendent négatifs. Il peut s'agir d'un site d'actualités, d'un magazine de fitness qui te dit que tu n'es jamais assez mince, de l'habitude à t'inquiéter ou à te plaindre, ou d'une salle de sport où les nouveaux venus sont accueillis avec scepticisme. Si cette chose a une alternative positive, trouve-la.

Assure-toi que ce qui t'entoure te construise au lieu de te détruire. Tous ces petits changements, une fois associés, t'aideront à abandonner la négativité et à te concentrer sur le bon côté de la vie, t'aidant ainsi à introduire une habitude sportive dans ta vie (qui développera ton optimisme).

2. Faible auto-efficacité

L'auto-efficacité fait référence à ta conviction en tes capacités à réussir dans une situation spécifique[82].

Tu peux par exemple avoir une grande auto-efficacité pour le tricot et une faible auto-efficacité pour le sport. Tant que ta conviction en ta capacité d'exercer sera faible, il sera difficile de persister face à des obstacles. Il sera difficile de maintenir ta routine et cela mettra des limites à ce que tu pourras accomplir.

Dans mon livre, *Confidence: How to Overcome Your Limiting Beliefs and Achieve Your Goals*, je parle de l'effet Galatea[83], un type de prophétie auto-réalisatrice qui fait que tes attentes personnelles déterminent en grande partie ta performance.

Si tu as des attentes élevées, tu apprécieras la haute performance. Si tu attends peu de toi-même, ta performance en pâtira, entraînant très probablement une baisse de motivation et un échec.

Je vais en profondeur dans la science et les conseils pratiques pour développer l'auto-efficacité dans le livre mentionné ci-dessus. Pour les besoins de ce livre, le conseil le plus crucial pour développer l'auto-efficacité est de vivre de petites victoires.

La stratégie consistant à fixer des objectifs minuscules et à les atteindre tout en repoussant toujours plus loin les limites t'aidera à développer une plus grande confiance en toi, ce qui mènera à de meilleures performances et à moins de sentiments d'autocritique et de découragement.

Plus les objectifs initiaux sont petits et faciles, plus il est probable que tu poursuives ta routine jusqu'à ce que ce soit une machine bien huilée.

Par exemple, si tu veux apprendre à nager, mais que tu as peur de couler et de te mettre dans l'embarras, commence par patauger dans une piscine peu profonde. Rappelle-toi du sentiment de nager (si tu sais nager, mais que tu ne l'as pas fait depuis longtemps), et chaque séance d'entrainement suivante, essaye d'introduire une chose plus difficile à faire.

Au cours des premières semaines, n'essaye pas d'augmenter tes chances d'échec car cela peut diminuer ton auto-efficacité. Après une série de petites victoires, tu seras moins susceptible de te décourager à cause d'un échec.

Si tu ne sais pas nager, trouve un instructeur ou participe à des cours de natation destinés aux débutants. Un bon enseignant est conscient que l'eau peut donner aux gens un sentiment d'insécurité et les rendre trop nerveux et te prendra par la main pour construire ton auto-efficacité étape par étape.

Si tu ne te sens pas prêt pour les cours, familiarise-toi avec la piscine en pataugeant simplement. Utilise une planche et d'autres aides à la flottaison pour réduire ta peur et t'habituer progressivement à la sensation de l'eau. Si tu continues une telle routine pendant quelques semaines, ta peur diminuera finalement, te permettant d'envisager des cours de natation.

3. Faible estime de soi

La faible estime de soi est différente de l'auto-efficacité car si l'auto-efficacité fait référence à des convictions spécifiques concernant tes capacités, l'estime de soi se rapporte à ton auto-évaluation générale. Un synonyme plus révélateur du mot « estime de soi » est « respect de soi » car c'est finalement ce dont il s'agit ; une faible estime de soi signifie que tu as peu de respect pour toi-même.

Comment es-tu censé prendre soin de ton corps si tu te soucies si peu de tout ton être ? Certaines tendances communes des personnes ayant une faible estime de soi sont :

- se critiquer sur tout. L'autocritique rend difficile l'introduction d'une nouvelle habitude parce que tu seras constamment en colère contre toi-même d'avoir fait [remplir la parenthèse].

- l'hypersensibilité à la critique et la volonté excessive de faire plaisir aux autres. Si tu as des amis qui ne sont pas physiquement actifs, ils essaieront de te faire abandonner ton objectif de devenir plus en forme et réussiront probablement si tu ne peux supporter que des gens te critiquent.

- l'indécision chronique, la peur de l'échec et / ou des erreurs, et le perfectionnisme. Tout cela te paralysera quand tu essayeras d'introduire une habitude sportive.

Veux-tu devenir une personne qui a une grande estime d'elle-même ? Prends conscience de tes schémas de pensées, de tes comportements et de tes habitudes, et remodèle-les un à un pour ressembler à la personne que tu veux devenir.

Dans le passé, moi aussi je souffrais d'une faible estime de moi-même. Pour moi, ce fut un long processus de découverte intérieure pour changer qui je suis, une partie à la fois.

Les premières tentatives sportives (alors que je pensais encore que j'étais un échec physique parce que j'étais toujours l'un des pires élèves pendant mes cours d'éducation physiques), les premières tentatives de penser d'une manière plus positive (alors que je me plaignais chaque heure de la journée et ayant des pensées suicidaires), et les premières tentatives d'exposer un comportement plus confiant (alors que j'étais encore paralysé par la peur en présence de personnes étrangères, en particulier de femmes) étaient tous les bases sur lesquels j'ai construit une nouvelle fondation.

Je ne peux pas résumer mon histoire en quelques paragraphes, et ce ne serait pas te rendre service de la simplifier à ce point.

Parmi toutes les personnes avec une faible estime de soi que j'ai connues, chacune a dû faire son propre voyage de découverte de soi. Ces voyages prenaient habituellement des années avant d'être fermement établis dans l'esprit. Ce que ces personnes avaient en commun, cependant, c'est qu'elles ont commencé, malgré la peur, l'autocritique, le perfectionnisme, l'indécision et le ressentiment.

NLP (une approche à la communication et au développement personnel), en particulier les livres de Tony Robbins, *Unlimited Power* et *Awaken the Giant Within*, contiennent d'innombrables techniques puissantes d'auto-changement qui vont bien au-delà de la portée de ce livre et t'aideront dans ton voyage vers la haute estime de soi.

Appréhender les saisons

Si tu vis dans un endroit aux saisons prononcées, les conditions hivernales rigoureuses peuvent te décourager à faire du sport.

J'arrête complètement de faire du vélo en automne et en hiver parce que je n'aime pas en faire quand j'ai froid. En printemps et en été, je fais des balades à vélo au moins 2 à 3 fois par semaine. Par conséquent, automne et hiver signifient beaucoup de temps de sport perdu en raison de la météo.

Donc, je passe à des activités physiques d'intérieur. Je peux passer plus de temps à la salle d'escalade, nager plus et jouer plus au tennis en salle. S'il fait beau, j'aime quand même faire du sport dehors (les longues promenades peuvent être agréables même s'il fait froid), mais ce n'est plus ma principale source d'activité physique.

Si tu commences à faire du sport en juin, par exemple, et qu'en octobre tu arrêtes de faire du vélo à cause de la météo, il y aura de fortes chances que tu perdes ta nouvelle habitude. Trois à six mois d'activité physique réduite, c'est beaucoup, même pour une personne qui a une habitude sportive solide.

En considérant quels sports pratiquer, n'oublie pas d'avoir au moins un sport qui peut être fait à l'intérieur (et non, jouer aux échecs ne compte pas). Cependant, cela ne signifie pas que tu doives le faire à l'intérieur en été aussi ; jouer au tennis à l'extérieur par une journée chaude et ensoleillée est toujours mieux que jouer à l'intérieur. Les bienfaits de l'exercice physique ne concernent pas seulement le sport en lui-même, mais aussi de bénéficier de beaucoup de soleil et de profiter du beau temps à l'extérieur chaque fois que possible.

À PROPOS D'AUTRES QUESTIONS LIÉES AU SPORT : RÉCAPITULATIF

1. Les autres peuvent faire ou défaire tes résolutions, mais seulement si tu leur permets. Si tu as un ami ou un membre de ta famille qui ne te soutient pas et te critique ou se moque de toi pour avoir essayé de changer tes habitudes, contrecarre son influence négative auprès d'amis positifs et solidaires.

Si tu n'as pas d'amis qui peuvent te soutenir, choisis un sport qui est habituellement pratiqué avec d'autres personnes. C'est un moyen facile d'apprendre à connaître d'autres personnes qui te soutiendront.

Tu peux également chercher du soutien en ligne. Les forums d'échanges ou les réseaux sociaux peuplés d'autres personnes centrées sur le fitness te donneront de nombreuses occasions d'obtenir des conseils, de l'inspiration et éventuellement de développer de nouvelles amitiés.

2. Fixer des attentes irréalistes rendra difficile le fait d'adhérer à tes nouvelles résolutions. Lorsque tu commences un nouveau sport, renseigne-toi sur les objectifs réalistes que tu peux atteindre et évite de

tomber dans le piège de penser que tu es spécial et que tu dépasseras la moyenne. Si tu fais cela, c'est très bien. Mais si ce n'est pas le cas, tu ne devrais pas t'empêcher de faire du sport simplement parce que tu ne peux pas accomplir quelque chose que très peu de gens sont capables de faire.

Pour éviter de te comparer aux autres, concentre-toi sur tes capacités et tes limites. Tant que tu fais un effort pour sortir de ta propre zone de confort et que tu fais tout ce que tu peux pour t'améliorer, tu es sur la bonne voie.

N'oublie pas que le fait de te comparer à d'autres personnes ayant des corps, des compétences, une expérience sportive, etc. différents, n'a pas beaucoup de sens, car il y a trop de variables qui influencent la performance.

3. Le pessimisme, une faible auto-efficacité et une faible estime de soi peuvent te rendre sujet à l'autocritique.

Si tu veux mettre fin au pessimisme, pense à accorder plus d'attention aux personnes, aux habitudes, aux comportements et aux endroits qui t'entourent, et exprime plus de reconnaissance dans ta vie.

Pour développer plus d'auto-efficacité pour le sport, concentre-toi sur la réalisation de petites victoires qui, lentement mais sûrement, développeront tes convictions et t'aideront à diminuer la résistance pour relever de plus grands défis.

Pour résoudre une faible estime de soi, il faut généralement plusieurs années. Cependant, la première étape est toujours la même ; tout commence par faire ce qu'une personne ayant une bonne estime de soi ferait malgré l'appréhension. Remodeler tes réponses par défaut, tes habitudes, tes schémas de pensées et tes comportements t'aidera à mieux prendre conscience des tendances à la réduction de l'estime de soi que tu cultives dans ta vie, afin que tu puisses les éliminer.

4. Si tu vis dans un endroit où les hivers froids rendent le sport difficile ou impossible, n'oublie pas d'avoir au moins une option pour faire du sport à l'intérieur. Ne fais pas l'erreur de faire du sport au printemps, en été et à l'automne, puis ralentir en

hiver, car il est presque certain que tu ne pourras plus revenir à tes anciennes habitudes lorsque viendra la saison suivante.

Épilogue

La plupart des gens auront besoin de quelques essais pour établir une habitude sportive permanente. Tu devras essayer quelques sports différents, te décourager plus d'une fois, et continuer à comprendre les choses jusqu'à ce que tu trouves une routine qui fonctionne pour toi. Peut-être auras-tu aussi à recâbler certaines de tes pensées ou de tes comportements et à agir malgré l'indécision ou le perfectionnisme.

Cependant, tout cela en vaudra vraiment la peine. Une habitude sportive solide te fournira non seulement une myriade d'avantages pour la santé, mais augmentera aussi ta qualité de vie en général. Tu te sentiras plus heureux, plus productif et moins enclin aux émotions négatives.

Sans aucun doute, le sport peut changer ta vie, comme il a changé la mienne. Sois assuré que peu de changements, voire aucun dans ta vie ne te récompenseront avec de plus grands avantages que de t'entraîner constamment et d'utiliser ton corps de la manière la plus divertissante possible.

Pour rappel final, un message à retenir si tu préfères, voici les cinq lignes directrices les plus importantes pour introduire plus d'activité physique dans ta vie et y adhérer :

1. Des raisons superficielles de faire du sport (comme une meilleure apparence, un statut, etc.) peuvent t'aider à te motiver, mais la principale façon de maintenir ta motivation à long terme est de le faire parce que cela augmente ta qualité de vie. Les raisons intrinsèques au sport, l'amélioration de soi, le plaisir, le défi et l'expression de soi, te mèneront toujours plus loin que de simplement vouloir un beau corps.

2. Ne sous-estime pas la puissance du divertissement, car à long terme, c'est la seule façon de faire beaucoup de sport chaque semaine et d'attendre avec impatience la prochaine séance.

Les cours de fitness ennuyeux, les sports qui ne correspondent pas à ta force et tes préférences, et les sports que tu fais parce que tu es « censé les faire » sont inutiles pour former des habitudes appropriées. Commence ton aventure sportive en découvrant ce qui te pousse et fais le souhait de devenir excellent, tout en t'amusant, sans trop transpirer ou détester chaque minute d'entrainement.

3. Tu ne gagnes pas de temps en ne faisant pas de sport. Au contraire, tu fais un mauvais compromis en économisant disons 30 minutes par jour, juste pour perdre une heure supplémentaire de productivité et perdre encore plus de temps en augmentant le risque de développer des problèmes de santé. Utiliser l'excuse de ne pas s'entrainer par manque de temps est aussi une décision ; une décision de dire non à ta santé et d'en subir les conséquences plus tard.

4. Le rétablissement et l'approche intelligente du sport en général sont une partie cruciale de chaque routine pour quelqu'un qui fait de l'activité physique plusieurs fois par semaine. Ne t'attends pas toujours à avoir une énergie élevée et à vivre une vie sans douleur si tu ne t'échauffes pas suffisamment, ne dors pas assez, ne manges pas sainement, ne fais pas attention à la bonne technique ou ne donnes pas d'autres occasions à ton corps de se recharger.

5. Ne t'inquiète pas. Si tu associes le sport à quelque chose de difficile à commencer, tu y penseras

toujours en termes de volonté et d'autodiscipline. Au lieu de cela, enlève le « travail » de tes séances d'entrainement et fais-en un jeu, une découverte et expression de soi.

Enfin, mais surtout, garde à l'esprit que mon livre ne peut que te donner des outils et des directives sur la façon de commencer à faire du sport. La deuxième partie de l'équation, ta participation active, est la seule chose qui peut changer ta vie.

Dans le passé, je lisais des dizaines de livres seulement pour en finir un et commencer le suivant sans tenir compte des conseils pratiques recommandés par l'auteur dans le livre. Ce n'est que lorsque j'ai changé mon mode opératoire pour agir sur les conseils, que des livres de non-fiction, des articles et d'autres ressources de toutes sortes ont commencé à fonctionner pour moi.

Ce livre fonctionnera-t-il pour toi ? La réponse est maintenant entre tes mains.

Inscris-toi à ma newsletter

J'aimerais rester en contact avec toi. Inscris-toi à ma newsletter et reçois mes nouvelles publications, des articles gratuits, des cadeaux et autres e-mails importants de ma part.

Inscris-toi en cliquant sur le lien ci-dessous :

http://www.profoundselfimprovement.com/frnews

Peux-tu aider ?

J'adorerais connaître ton opinion à propos de mon livre. Dans le domaine de la publication de livres, il existe peu de choses plus importantes que les avis honnêtes d'une grande variété de lecteurs.

Ton avis aidera les autres lecteurs potentiels à savoir si mon livre est pour eux. Cela m'aidera aussi à toucher plus de lecteurs en améliorant la visibilité de mon livre.

À propos de Martin Meadows

Martin Meadows est le nom de plume d'un auteur qui a dédié sa vie au développement personnel. Il se réinvente constamment en faisant des changements radicaux dans sa vie.

Au cours des années, il a fait des jeûnes de plus de 40 heures, appris deux langues étrangères tout seul, perdu plus de 13,6 kilos en 12 semaines, géré plusieurs entreprises dans des industries variées, pris des douches et des bains glacés, vécu sur une petite île tropicale dans un pays étranger pendant plusieurs mois, et écrit un roman d'histoires courtes de 400 pages en l'espace d'un mois.

Pourtant, l'auto-torture n'est pas sa passion. Martin aime tester ses limites pour découvrir jusqu'où va sa zone de confort.

Ses découvertes (basées sur son expérience personnelle et sur des études scientifiques) l'aident à améliorer sa vie. Si tu veux repousser tes limites et apprendre comment devenir la meilleure version de toi-même, tu adoreras les œuvres de Martin.

Tu peux lire ses livres ici :

http://www.amazon.fr/-/e/B00U97LQGG

---

[1] Oaten, M.; Cheng, K. (2006); "Longitudinal gains in self-regulation from regular physical exercise." *British Journal of Health Psychology* 11 (4): 717–733. DOI: 10.1348/135910706X96481.

[2] Statistiques de santé sommaires : National Health Interview Survey (2014); "Table A-14a. Répartition en pourcentage ajustée en fonction de l'âge (avec erreurs types) de la participation aux activités aérobiques et de renforcement musculaire de loisir qui respectent les lignes directrices fédérales sur l'activité physique de 2008 chez les adultes de 18 ans et plus, selon certaines caractéristiques : États-Unis, 2014"

[3] Rye, J. A.; Rye, S. L.; Tessaro, I.; Coffindaffer, J. (2009); "Perceived barriers to physical activity according to stage of change and body mass index in the west Virginia Wisewoman population." *Women's Health Issues* 19 (2): 126–134. DOI: 10.1016/j.whi.2009.01.003.

[4] Ryan, R. M.; Deci, E. L. (2000). "Self-determination theory and the facilitation of intrinsic motivation, social development, and well-being". *American Psychologist* 55 (1): 68–78. DOI: 10.1037/0003-066X.55.1.68.

[5] Gagné, M.; Deci, E. L. (2005) "Self-determination theory and work motivation." *Journal of Organizational Behavior* 26 (4): 331-362. DOI: 10.1002/job.322

[6] Cho, Y. J.; Perry, J. L. (2012) "Intrinsic Motivation and Employee Attitudes: Role of Managerial Trustworthiness, Goal Directedness, and Extrinsic Reward Expectancy." *Review of Public Personnel Administration* 32 (4): 382-406. DOI: 10.1177/0734371X11421495

[7] Crane, M. M.; Tate, D. F.; Finkelstein, E. A.; Linnan, L. A. (2012); "Motivation for Participating in a Weight Loss Program and Financial Incentives: An Analysis from a Randomized Trial". *Journal of Obesity* 2012: 290589. DOI: 10.1155/2012/290589.

[8] Ryan, R. M.; Deci, E. L. (2000). "Self-determination theory and the facilitation of intrinsic motivation, social development,

and well-being". *American Psychologist* 55 (1): 68–78. DOI: 10.1037/0003-066X.55.1.68.

[9] Ryan, R. M.; Frederick, C. M.; Lepes, D.; Rubio, N.; Sheldon, K. M. (1997); "Intrinsic Motivation and Exercise Adherence." *International Journal of Sport Psychology* 28: 335–354.

[10] Grant, A. (2013). *Give and Take: A Revolutionary Approach to Success.* Viking Press.

[11] Grant, A. M., & Berg, J. M. (2011). Prosocial motivation at work: When, why, and how making a difference makes a difference. In K. Cameron & G. Spreitzer (Eds.), *The Oxford Handbook of Positive Organizational Scholarship*. New York: Oxford University Press.

[12] Uysal, M.; Jurowski, C. (1994). "Testing the push and pull factors". *Annals of Tourism Research* 21 (4): 844-846. DOI: 10.1016/0160-7383(94)90091-4.

[13] Irwin, B. C.; Scorniaenchi, J.; Kerr, N. L.; Eisenmann, J. C.; Feltz, D. L. (2012); "Aerobic exercise is promoted when individual performance affects the group: a test of the Kohler motivation gain effect." *Annals of Behavioral Medicine: a Publication of the Society of Behavioral Medicine* 44 (2): 151–9. DOI: 10.1007/s12160-012-9367-4.

[14] Feltz, D. L.; Irwin, B. C.; Kerr, N. (2012); "Two-player partnered exergame for obesity prevention: using discrepancy in players' abilities as a strategy to motivate physical activity." *Journal of Diabetes Science and Technology* 6 (4): 820–7. DOI: 10.1177/193229681200600413.

[15] Duhigg, C. (2012). *The Power of Habit: Why We Do What We Do, and How to Change.* Cornerstone Digital.

[16] Clear, J. The 3 R's of Habit Change: How To Start New Habits That Actually Stick. Recueilli le 10 décembre 2015, sur http://jamesclear.com/three-steps-habit-change

[17] Babauta, L. The Four Habits that Form Habits. Recueilli le 10 décembre 2015, sur http://zenhabits.net/habitses/

[18] Booth, F. W., Roberts, C. K., Laye, M. J. (2012); "Lack of exercise is a major cause of chronic diseases." *Comprehensive Physiology* 2 (2): 1143–211. DOI: 10.1002/cphy.c110025.

[19] I-Min, L.; Shiroma, E. J.; Lobelo, F.; Puska, P.; Blair, S. N.; Katzmarzyk, P. T. (2012); "Effect of physical inactivity on major non-communicable diseases worldwide: an analysis of burden of disease and life expectancy." *The Lancet.* Publié sur internet le 18 juillet 2012. DOI: 10.1016/S0140-6736(12)61031-9.

[20] Ekelund, U. et al (2015); "Activity and all-cause mortality across levels of overall and abdominal adiposity in European men and women: the European Prospective Investigation into Cancer and Nutrition Study (EPIC)." *American Journal of Clinical Nutrition* 101 (3): 613–621. DOI: 10.3945/ajcn.114.100065

[21] Health.gov, Physical Activity Guidelines, Recueilli le 15 décembre 2015, sur http://health.gov/paguidelines/guidelines/adults.aspx

[22] Craft, L. L; Perna, F. M. (2004); "The benefits of exercise for the clinically depressed." *Primary Care Companion to the Journal of Clinical Psychiatry* 6 (3): 104–111.

[23] Broman-Fulks, J. J.; Berman, M. E.; Rabian, B. A.; Webster M. J. (2004); "Effects of aerobic exercise on anxiety sensitivity." *Behaviour Research and Therapy* 42 (2): 125–136. DOI: 10.1016/S0005-7967(03)00103-7.

[24] Carek, P. J.; Laibstain, S. E.; Carek, S. M. (2011); "Exercise for the treatment of depression and anxiety." *International Journal of Psychiatry in Medicine* 41 (1): 15–28. DOI: 10.2190/PM.41.1.c.

[25] Elavsky, S. (2010); "Longitudinal examination of the exercise and self-esteem model in middle-aged women." *Journal of Sport & Exercise Psychology* 32 (6): 862–80.

[26] Pretty, J., Peacock, J., Sellens, M., Griffin, M. (2005); "The mental and physical health outcomes of green exercise." *International Journal of Environmental Health Research* 15 (5): 319–37. DOI: 10.1080/09603120500155963.

[27] Griffin, É. W.; Mullally, S.; Foley, C.; Warmington, S. A.; O'Mara S. M.; Kelly A. M. (2011); "Aerobic exercise improves hippocampal function and increases BDNF in the serum of

young adult males." *Physiology and Behavior* 104 (5): 934–41. DOI: 10.1016/j.physbeh.2011.06.005.

[28] Intlekofer, K. A.; Cotman, C. W. (2013); "Exercise counteracts declining hippocampal function in aging and Alzheimer's disease." *Neurobiology of disease* 57: 47–55. DOI: 10.1016/j.nbd.2012.06.011.

[29] von Thiele Schwarz, U.; Hasson, H. (2011); "Employee self-rated productivity and objective organizational production levels: effects of worksite health interventions involving reduced work hours and physical exercise." *Journal of Occupational and Environmental Medicine* 53 (8): 838–44. DOI: 10.1097/JOM.0b013e31822589c2.

[30] Puetz, T. W.; Flowers, S. S.; O'Connor, P. J. (2008); "A randomized controlled trial of the effect of aerobic exercise training on feelings of energy and fatigue in sedentary young adults with persistent fatigue." *Psychotherapy and Psychosomatics* 77 (3): 167–74. DOI: 10.1159/000116610.

[31] Steinberg, H.; Sykes, E. A.; Moss, T.; Lowery, S.; LeBoutillier, N.; Dewey, A. (1997); "Exercise enhances creativity independently of mood." *British Journal of Sports Medicine* 31: 240–245. DOI: 10.1136/bjsm.31.3.240.

[32] Youngstedt, S. D. (2005); "Effects of exercise on sleep." *Clinics in sports medicine* 24 (2): 355–65. DOI: 10.1016/j.csm.2004.12.003.

[33] Gonzalez, J. T.; Veaseya, R. C.; Rumbold, P. L. S.; Stevenson, E. J. (2013); "Breakfast and exercise contingently affect postprandial metabolism and energy balance in physically active males." *British Journal of Nutrition* 110 (4): 721–732. DOI: 10.1017/S0007114512005582.

[34] Ariyoshi, M. et al. (1996); "Efficacy of aquatic exercises for patients with low-back pain." *The Kurume Medical Journal* 46 (2): 91–96. DOI: 10.2739/kurumemedj.46.91

[35] Waller, B.; Lambeck, J.; Daly, D. (2009); "Therapeutic aquatic exercise in the treatment of low back pain: A systematic review." *Clinical Rehabilitation* 23 (1): 3–14. DOI: 10.1177/0269215508097856.

[36] Suzuki S. (2011), *Zen Mind, Beginner's Mind*, Shambhala Publications; Anv edition.

[37] Trapani, G. (24 juillet 2007). Jerry Seinfeld's Productivity Secret. Recueilli le 21 décembre 2015, sur http://lifehacker.com/281626/jerry-seinfelds-productivity-secret

[38] Johnson, F.; Wardle, J. (2011); "The association between weight loss and engagement with a web-based food and exercise diary in a commercial weight loss programme: a retrospective analysis." *International Journal of Behavioral Nutrition and Physical Activity* 8: 83. DOI: 10.1186/1479-5868-8-83.

[39] Karageorghis, C. I.; Priest, D. L. (2012); "Music in the exercise domain: a review and synthesis (Part I)." *International Review of Sport and Exercise Psychology* 5 (1): 44–66. DOI: 10.1080/1750984X.2011.631026.

[40] Arkes, H. R.; Blumer, C. (1985); "The psychology of sunk costs." *Organizational Behavior and Human Decision Processes* 35: 124–140. DOI: 10.1016/0749-5978(85)90049-4.

[41] Frappier, J.; Toupin, I.; Levy, J. L.; Aubertin-Leheudre, M.; Karelis, A. D. (2013); "Energy Expenditure during Sexual Activity in Young Healthy Couples." *PLOS ONE* 8 (10): e79342. DOI: 10.1371/journal.pone.0079342.

[42] Schoenfeld, B.; Contreras, B. (2013); "Is Postexercise Muscle Soreness a Valid Indicator of Muscular Adaptations?" *Strength & Conditioning Journal* 35 (5): 16–21. DOI: 10.1519/SSC.0b013e3182a61820.

[43] Cheatham, S. W.; Kolber, M. J.; Cain, M.; Lee, M. (2015); "The effects of self-myofascial release using a foam roll or roller massager on joint range of motion, muscle recovery, and performance: a systematic review." International Journal of Sports Physical Therapy 10 (6): 827–838. PMCID: PMC4637917.

[44] Beardsley, C.; Škarabot, J. (2015); "Effects of self-myofascial release: A systematic review." *Journal of Bodywork and Movement Therapies* 19 (4): 747–758. DOI: 10.1016/j.jbmt.2015.08.007.

[45] Pearcey, E.; Bradbury-Squires, D. J.; Kawamoto, J. E.; Drinkwater, E. J.; Behm, D. G., Button, D. C. (2015); "Foam Rolling for Delayed-Onset Muscle Soreness and Recovery of Dynamic Performance Measures." *Journal of Athletic Training* 50 (1): 5–13. DOI: 10.4085/1062-6050-50.1.01.

[46] Hillbert, J. E.; Sforzo, G. A.; Swensen, T. (2003); "The effects of massage on delayed onset muscle soreness." *British Journal of Sports Medicine* 37: 72–75. DOI: 10.1136/bjsm.37.1.72.

[47] Zainuddin, Z.; Newton, M.; Sacco, P.; Nosaka, K. (2005); "Effects of Massage on Delayed-Onset Muscle Soreness, Swelling, and Recovery of Muscle Function." *Journal of Athletic Training* 40 (3): 174–180. PMCID: PMC1250256.

[48] Weerapong, P.; Hume, P.A.; Kolt, G. S. (2005); "The mechanisms of massage and effects on performance, muscle recovery and injury prevention." *Sports Medicine* 35 (3): 235–256. DOI: 10.2165/00007256-200535030-00004.

[49] Nelson, N. (2013); "Delayed onset muscle soreness: Is massage effective?" *Journal of bodywork and movement therapies* 17 (4): 475–482. DOI: 10.1016/j.jbmt.2013.03.002.

[50] Hurley, C. F.; Hatfield, D. L.; Riebe, D. A. (2013); "The effect of caffeine ingestion on delayed onset muscle soreness." *Journal of Strength and Conditioning Research* 27 (11): 3101–3109. DOI: 0.1519/JSC.0b013e3182a99477.

[51] Kraemer, W. J. et al (2006); "The effects of amino acid supplementation on hormonal responses to resistance training overreaching." *Metabolism* 55 (3): 282–291. DOI/10.1016/j.metabol.2005.08.023

[52] Shimomura, J. et al (2010); "Branched-chain amino acid supplementation before squat exercise and delayed-onset muscle soreness." *International Journal Of Sport Nutrition And Exercise Metabolism* 20 (3): 236–244. PMID: 20601741.

[53] Dekkers, J. C.; van Doornen, L. J.; Kemper, H. C. (1996); "The role of antioxidant vitamins and enzymes in the prevention of exercise-induced muscle damage." *Sports Medicine* 21 (3): 213–238. DOI: 10.2165/00007256-199621030-00005.

[54] Connolly, D. A.; McHugh, M. P.; Padilla-Zakour, O. I.; Carlson, L.; Sayers, S. P. (2006); "Efficacy of a tart cherry juice blend in preventing the symptoms of muscle damage." *British Journal of Sports Medicine* 40 (8): 679–683. DOI: 10.1136/bjsm.2005.025429.

[55] Bowtell, J. L.; Sumners, D. P.; Dyer, A.; Fox, P.; Mileva, K. N. (2011); "Montmorency cherry juice reduces muscle damage caused by intensive strength exercise." *Medicine and Science in Sports and Exercise* 43 (8): 1544–51. DOI: 10.1249/MSS.0b013e31820e5adc.

[56] Howatson, G.; McHugh, M. P.; Hill, J. A.; Brouner, J.; Jewell, A. P.; van Someren, K. A.; Shave, R. E.; Howatson, S. A. (2010); "Influence of tart cherry juice on indices of recovery following marathon running." *Scandinavian Journal of Medicine and Science in Sports* 20 (6): 843–52. DOI: 10.1111/j.1600-0838.2009.01005.x.

[57] Kuehl, K. S.; Perrier, E. T.; Elliot, D. L.; Chesnutt, J. C. (2010); "Efficacy of tart cherry juice in reducing muscle pain during running: a randomized controlled trial." *Journal of the International Society of Sports Nutrition* 7 (7): 17. DOI: 10.1186/1550-2783-7-17.

[58] Woods, K.; Bishop, P.; Jones, E. (2007); "Warm-up and stretching in the prevention of muscular injury." *Sports Medicine* 37 (12): 1089–99. DOI: 10.2165/00007256-200838100-00006.

[59] Fradkin, A. J.; Zazryn, T. R.; Smoliga, J. M. (2010); "Effects of warming-up on physical performance: a systematic review with meta-analysis." *Journal of Strength and Conditioning Research* 24 (1): 140–148. DOI: 10.1519/JSC.0b013e3181c643a0.

[60] Gergley, J. C. (2013); "Acute effect of passive static stretching on lower-body strength in moderately trained men." *Journal of Strength and Conditioning Research* 27 (4): 973–977. DOI: 10.1519/JSC.0b013e318260b7ce.

[61] Simic, L.; Sarabon, N.; Markovic, G. (2013); "Does pre-exercise static stretching inhibit maximal muscular

performance? A meta-analytical review." *Scandinavian Journal of Medicine & Science in Sports* 23 (2): 131–148. DOI: 10.1111/j.1600-0838.2012.01444.x.

[62] Herbert, R. D.; Noronha de M.; Kamper, S. J. (2011); "Stretching to prevent or reduce muscle soreness after exercise." *The Cochrane Database of Systematic Reviews* 6 (7): CD004577. DOI: 10.1002/14651858.

[63] Tsatsouline, P. (18 décembre 2008). Pavel: 80/20 Powerlifting and How to Add 110 Pounds to Your Lifts. Retrieved 2016, from http://www.fourhourworkweek.com/blog/2008/12/18/pavel-8020-powerlifting-and-how-to-add-110-pounds-to-your-lifts/.

[64] Herman, S. L.; Smith, D. T. (2008); "Four-Week Dynamic Stretching Warm-up Intervention Elicits Longer-Term Performance Benefits." *Journal of Strength & Conditioning Research* 22 (4): 1286–1297. DOI: 10.1519/JSC.0b013e318173da50.

[65] Khamwong, P.; Paungmali, A.; Pirunsan, U.; Joseph, L. (2015); "Prophylactic Effects of Sauna on Delayed-Onset Muscle Soreness of the Wrist Extensors." *Asian Journal of Sports Medicine* 6 (2): e25549. DOI: 10.5812/asjsm.6(2)2015.25549.

[66] MacMillan, A. (2015, April 8). Do Saunas Help or Hurt Sore Muscles? Recueilli le 4 janvier 2016, sur http://www.outsideonline.com/1966201/do-saunas-help-or-hurt-sore-muscles

[67] Cohen, D. A.; Wang, W.; Wyatt, J. K.; Kronauer, R. E.; Dijk, D.; Czeisler, C. A.; Klerman, E. B. (2010); "Uncovering residual effects of chronic sleep loss on human performance." *Science Translational Medicine* 2 (14): 14ra3. DOI: 10.1126/scitranslmed.3000458.

[68] Lim, J.; Dinges, D. F. (2010); "A Meta-Analysis of the Impact of Short-Term Sleep Deprivation on Cognitive Variables." *Psychological Bulletin* 136 (3): 375–389. DOI: 10.1037/a0018883.

[69] Pilcher, J. J.; Huffcutt, A. I. (1996); "Effects of sleep deprivation on performance: a meta-analysis." *Sleep* 19 (4): 318–326.

[70] Halson, S. L. (2014); "Sleep in Elite Athletes and Nutritional Interventions to Enhance Sleep." *Sports Medicine* 44 (1): 13–23. DOI: 10.1007/s40279-014-0147-0.

[71] Pejovic, S.; Basta, M.; Vgontzas, A. N.; Kritikou, I.; Shaffer, M. L.; Tsaoussoglou, M.; Stiffler, D.; Stefanakis, Z.; Bixler, E. O.; Chrousos, G. P. (2013); "Effects of recovery sleep after one work week of mild sleep restriction on interleukin-6 and cortisol secretion and daytime sleepiness and performance." *American Journal of Physiology – Endocrinology and Metabolism* 305 (7): E890-6. DOI: 10.1152/ajpendo.00301.2013.

[72] Lautenbacher, S.; Kundermann, B.; Krieg, J. C. (2006); "Sleep deprivation and pain perception." *Sleep Medicine Reviews* 10 (5): 357–369. DOI: 10.1016/j.smrv.2005.08.001.

[73] Koltyn, K. F. (2000); "Analgesia following exercise: a review." *Sports Medicine* 29 (2): 85–98. DOI: 10.2165/00007256-200029020-00002.

[74] Yamane, M.; Ohnishi, N.; Matsumoto, T. (2015); "Does Regular Post-exercise Cold Application Attenuate Trained Muscle Adaptation?" *International Journal of Sports Medicine* 36 (8): 647–653. DOI: 10.1055/s-0034-1398652.

[75] Glasgow, P. D.; Ferris, R.; Bleakley, C. M. (2013); "Cold water immersion in the management of delayed-onset muscle soreness: Is dose important? A randomised controlled trial." *Physical Therapy in Sport* 15 (4): 228–233. DOI: 10.1016/j.ptsp.2014.01.002.

[76] Pournot, H.; Bieuzen, F.; Louis, J.; Fillard, J. R.; Barbiche, E.; Hausswirth C. (2011); "Time-Course of Changes in Inflammatory Response after Whole-Body Cryotherapy Multi Exposures following Severe Exercise." PLOS ONE 6 (7): e22748. DOI: 10.1371/journal.pone.0022748.

[77] Despain, D. (2015, April 30). A Recovery Ice Bath Isn't (Always) Such a Good Idea. Retrieved December 31, 2015, from

http://www.outsideonline.com/1971446/recovery-ice-bath-isnt-always-such-good-idea

[78] Lateef, F. (2010); "Post exercise ice water immersion: Is it a form of active recovery?" *Journal of Emergencies, Trauma and Shock* 3 (3): 302. DOI: 10.4103/0974-2700.66570.

[79] Despain, D. (2015, April 30). A Recovery Ice Bath Isn't (Always) Such a Good Idea. Retrieved December 31, 2015, from http://www.outsideonline.com/1971446/recovery-ice-bath-isnt-always-such-good-idea

[80] Feruggia, J. (2011, November 12). Jason Ferruggia's Renegade Fitness. Recueilli le 30 décembre 2015, sur http://jasonferruggia.com/my-1-most-bestest-baddest-training-secret-ever/

[81] Berhkan, M. (2011, September 27). Fuckarounditis | Intermittent fasting diet for fat loss, muscle gain and health. Recueilli le 6 janvier 2016, sur http://www.leangains.com/2011/09/fuckarounditis.html

[82] Bandura, A. (1977); "Self-efficacy: Toward a unifying theory of behavioral change." *Psychological Review* 84 (2): 191–215. DOI: 10.1037/0033-295X.84.2.191.

[83] McNatt, D. B.; Judge, T. A. (2004); "Boundary Conditions of the Galatea Effect: A Field Experiment and Constructive Replication." *Academy of Management Journal* 47 (4): 550–565. DOI: 10.2307/20159601.

www.ingramcontent.com/pod-product-compliance
Lightning Source LLC
Chambersburg PA
CBHW021144260726
48656CB00024B/1406